积水潭医院老年髋部骨折护理

主编　贾云洋　梁小芹　彭贵凌

北京科学技术出版社

图书在版编目（CIP）数据

积水潭医院老年髋部骨折护理／贾云洋，梁小芹，彭贵凌主编. — 北京：北京科学技术出版社，2022.4
ISBN 978 - 7 - 5714 - 1993 - 6

Ⅰ.①积… Ⅱ.①贾… ②梁… ③彭… Ⅲ.①老年人－髋骨－骨折－护理 Ⅳ.①R473.6

中国版本图书馆 CIP 数据核字（2021）第 262899 号

责任编辑： 杨 帆
责任校对： 贾 荣
图文制作： 北京永诚天地艺术设计有限公司
责任印制： 吕 越
出 版 人： 曾庆宇
出版发行： 北京科学技术出版社
社　　址： 北京西直门南大街 16 号
邮政编码： 100035
电　　话： 0086 - 10 - 66135495（总编室）　0086 - 10 - 66113227（发行部）
网　　址： www.bkydw.cn
印　　刷： 河北鑫兆源印刷有限公司
开　　本： 787 mm × 1092 mm　1/16
字　　数： 162 千字
印　　张： 10.5
版　　次： 2022 年 4 月第 1 版
印　　次： 2022 年 4 月第 1 次印刷
ISBN 978 - 7 - 5714 - 1993 - 6

定　　价： 98.00 元

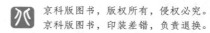

编　委　会

序言一

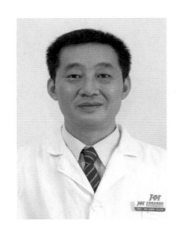

吴新宝，主任医师、教授、博士研究生导师、享受国务院政府特殊津贴专家。北京积水潭医院副院长、创伤骨科行政主任，北京市创伤骨科研究所常务副所长。现担任国际内固定协会（AO）创伤中国区主席，中华医学会骨科学分会委员，中华医学会骨科学分会创伤学组副组长，中华医学会创伤学分会常务委员，北京医学会骨科学分会第十二届委员会常务委员，北京医学会骨科学分会第十二届委员会创伤学组组长，中国医师协会骨科医师分会创伤专家工作委员会副主任委员。三十余年来一直从事创伤骨科的临床、科研和教学工作，主要研究领域涉及四肢骨与关节损伤、各种复杂的陈旧性畸形及骨折不愈合、老年脆性骨折等方面。在骨盆和髋臼损伤、骨折微创治疗及术后康复方面有丰富的治疗经验。近年来率先在创伤骨科领域开展加速康复外科（ERAS）的多中心系列研究，创建老年髋部骨折快速综合救治体系，组建中国脆性骨折联盟。主持和参与了数十项国家级及省部级科研项目和课题，先后获得国家级及省部级科技进步奖数项，发表中英文论文数十篇。

"十四五"规划建设期间，我国老年人口即将突破 3 亿。预计至 2050 年，60 岁以上人口将达到我国总人口的 25%。"长寿奇迹"所带来的直接后果将是老年疾病的暴发。在缺乏系统和全面的干预措施的情况下，这些疾病会严重影响我国的社会保健系统，甚至是全世界的卫生环境，其中骨质疏松、老年脆性骨折将成为这类疾病的"先锋"。髋部骨折是脆性骨折中最严重的骨折类型，90%以上的髋部骨折发生于65岁以上的老年人。这类骨折患者通常合并2~3种或更多的内科疾病，使围手术期风险和术后并发症的发生率明显增高，造成一系列老年综合征，导致老年髋部骨折患者的高死亡率及生活质量显著下降。因此，老年髋部骨折的治疗目标分为以下2个方面。①短期目标，即迅速缓解疼痛，尽快恢复患者的活动能力，避免卧床以及由此带来的并发症。②长期目标，使患者尽可能恢复到受伤前的活动能力和功能状态，避免再次跌倒和骨折的发生。

来自英国黑斯廷斯的骨科医生德瓦斯（Devas）和老年科医生欧文（Irvine）首创了老年骨科治疗单元，并于1966年发表了关于骨科与老年科协作治疗老年髋部骨折的第1篇论文。经过多年的发展与实践，多学科治疗模式已在老年髋部骨折治疗领域显示出重要的临床意义和价值。2015年，北京积水潭医院成立多学科共管协作组，实施多学科联合、全程标准化的老年髋部骨折患者管理。2018年，北京积水潭医院成立老年创伤骨科病房，用于收治65岁以上老年髋部骨折患者。

护理工作者是一个庞大且非常重要的卫生专业群体，在实现脆性骨折治疗目标过程中发挥着重要作用。面对老年髋部骨折患者，护理工作者需要结合骨科护理、老年护理、康复、骨折预防、缓和医疗等方面的知识和技能，提供基于循证医学的、多学科的照护服务。在多学科共管模式下，我院老年创伤骨科护理团队积极转变护理思维，更新护理理念，探索多学科照护模式，不断变革、优化老年髋部骨折患者的规范化护理服务，将护理照护贯穿于整个治疗和康复过程，包括围手术期、康复期及骨折二级预防期，不仅为患者提供多学科、专业化的护理，还在预防和治疗并发症方面发挥着非常重要的作用。

　　本书各章节精心设计，着眼于临床实际，结合北京积水潭医院老年髋部骨折的治疗模式和经验，介绍了老年髋部骨折护理工作中各阶段的工作重点和具体问题，旨在向相关护理从业人员提供全面的专业指导，适用于任何级别的医疗机构中从事该类患者护理的人员学习，具有很强的实用性。同时，希望本书也能对有意进入该领域并继续提升护理质量的护士有所帮助，从而让更多的老年髋部骨折患者真正获益！

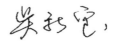

序言二

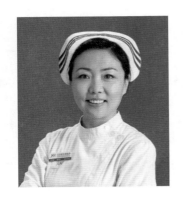

鲁雪梅，北京积水潭医院护理部主任，中华护理学会骨科护理专业委员会副主任委员，中华护理学会护理行政管理专业委员会专家库成员，中国静脉血栓栓塞症（VTE）院内护理预警联盟副主席，北京护理学会骨科护理专业委员会主任委员，北京护理工作者协会第二届理事会理事，中国康复医学会修复重建外科专业委员会创面治疗分会副主任委员，中国微循环学会周围血管疾病专业委员会护理专家委员会副主任委员，《山东医药》杂志、《中华护理教育》杂志编委。

随着人均寿命延长，全球进入了人口高速老龄化时期。联合国最新预测数据显示：中国老年人口占比将在 2035 年左右突破 20%；至 2050 年，60 岁以上人口将达到我国总人口的 25%。"十四五"时期，我国即将进入中度老龄化阶段。

在缺乏系统、全面的干预措施的情况下，日渐多发的骨质疏松、老年脆性骨折等老年疾病会严重影响全世界的卫生和社会保健系统，而老年髋部骨折是最严重的脆性骨折类型。到 2050 年，全球新发髋部骨折病例数将高达 630 万例，其中约有 320 万例发生在亚洲。我国已快速步入了老龄化社会，2019 年，我国 60 岁以上老年人口占总人口的 18.1%，未来可能出现大量的髋部骨折病例。

老年髋部骨折患者是一个特殊的群体，其多病共体，治疗需求复杂。2015 年，北京积水潭医院成立了多学科共管协作组，对老年髋部骨折患者实施多学科联合、全程标准化管理。2018 年，北京积水潭医院成立了老年创伤骨科病房，在多学科共管模式下，我院护理团队积极转变护理思维，探讨及优化老年髋部骨折的围手术期护理，不断提升护理人员的脆性骨折专科护理能力；推行老年骨折的综合评估与护理，重视骨折后骨质疏松的治疗宣教，用理论指导实践，在实践中丰富理论，从而为护士提供高级专科护理教育，使脆性骨折患者能够从高水平的专科护理中获益。

老年骨科护理是一门新兴学科，护士只有深刻理解年龄与衰弱、骨骼脆性与损伤之间的关联，以及护士对护理计划和实施所产生的影响，才能满足患者的复杂需求。北京积水潭医院老年创伤骨科团队通过完成一系列科研项目、举办脆性骨折护理能力培训班和学术会议，逐渐积累了大量的临床经验和科研成果，也获得了众多荣誉。

为了总结近年来北京积水潭医院在老年髋部骨折护理方面的工作经验，编者们对老年髋部骨折的相关内容，从概念、诊断、评估、治疗，到二次骨折预防、骨折联络服务、多学科共管照护模式等方面进行梳理，并总结成文，将护理临床中的经验介绍给读者，希望能在老年髋部骨折护理方面为读者提供借鉴。

最后，衷心感谢北京积水潭医院创伤骨科的全体护士在护士长的带领下，为老年髋部骨折患者的康复所做出的努力，以及在工作之余积极参与本书的编写！希望本书能够为全国创伤骨科护理人员的临床工作带来帮助，最终使老年患者更有质量地生活。

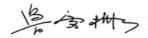

序言三

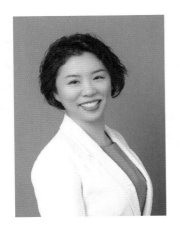

王燕妮，中国老年学和老年医学学会常务理事，世界卫生组织健康老龄化工作组专家，青松康复护理集团创始人和总裁。

中国－世界卫生组织 2016—2017 双年度合作项目"中国医养结合现状及推进策略研究"课题专家组成员，国家卫生健康委员会医养结合特聘专家。曾参与世界卫生组织《老年人整合照护（ICOPE）指南》及其实施框架、工作手册的撰写及中文版的编译工作，

以及世界卫生组织《长期照护机构应对新型冠状病毒肺炎疫情的指导意见》《关于新型冠状病毒肺炎疫情下如何为老年人提供支持的指导意见》的审议工作。

2020—2030 年是世界卫生组织提出并经所有成员国在世界卫生大会和联合国大会上一致审核通过的"健康老龄化行动十年"。根据该"健康老龄化行动十年"工作计划，让各国越来越长寿的人口持续获得健康的关键就是要着眼于对每个人的功能轨迹进行优化，即通过生活环境的适老化、以人为本的整合照护等体系化手段来预防、延缓乃至逆转老年人群的功能下降（失能）过程，重建并维护其自理能力和生活质量。

老年骨折作为造成老年期失能、创伤后并发症等严重影响生活质量乃至威胁生命的重大挑战之一，正受到国际社会越来越多

的关注。

在本书出版之前，我国有关老年骨折护理的知识仅聚焦于各机构和团队的具体临床实践，有待形成标准体系，来自国外的参考资料距其实现本土化应用尚有时日。

很高兴看到这样一本全面、系统，既站在国际前沿又符合国情地情的专著在各位专家、护理管理者、教育者的共同努力下顺利出版。这也意味着我们在预防和减少失能风险、推进健康老龄化目标实现的路上又获得了一项重要的"装备"，拥有了跨学科、跨机构、跨场景协作的"共同语言"。

期待和越来越多的伙伴们一起学好、用好这本书，并在实践中携手，不断完善相关知识和信息，帮助老年人预防骨折、无惧骨折，享受高品质的生活。

前　言

据预测，在"十四五"期间，我国老年人口将突破 3 亿，我国将从轻度老龄化阶段迈入中度老龄化阶段。党的十九届五中全会特别提出了实施积极应对人口老龄化的国家战略。"银发浪潮"导致老年髋部骨折病例数呈爆发式增长，这是我们面临的重大挑战。应对老年髋部脆性骨折刻不容缓，对于广大骨科同道，这既是责任，也是义务。

2015 年，北京积水潭医院在国内率先成立了老年髋部骨折单元，采用骨科 - 老年科共管、多学科协作的模式来管理老年髋部骨折患者。实践证明，这种模式对老年髋部骨折患者的结局产生了非常积极的影响。

这种模式的成功实施很大程度上依赖于具备老年骨科护理技能的护士的参与。老年髋部骨折患者有许多复杂的照护需求，护理这一特殊群体需要基于循证的、多学科的知识和技能，包括对老年综合征、衰弱、肌少症等的评估和管理等。同时，脆性骨折患者再次发生骨折的风险增加，以护士为主导的骨折联络协调员也是二次骨折预防中护士被赋予的新的角色功能。"为髋部骨折患者提供优质护理服务的成本要远低于此类患者护理不当所产生的成本"，这句话准确地诠释了护理在髋部骨折多学科照护中的重要价值。因此，明确护士为脆性骨折患者提供护理所需要的知识和技能，以及护士在多学科协作中的角色和价值，是我们编写本书的目的和意义之一。

我国髋部骨折的多学科治疗尚处于起步阶段，与发达国家的差距显著。老年骨科护理是随着老龄化发展起来的新兴学科，目前尚缺乏多学科护理理论和实践方面的专著来指导护士对老年髋部骨折患者实施同质化护理。北京积水潭医院老年创伤骨科护理团队在实施共管模式的 6 年中，在与国际脆性骨折联盟（FFN）的不断交流和学习中，更新了老年髋部骨折的护理理念，积累了丰富的理论和临床实践经验，并将其汇集于本书。期望本书能够对引领和提高我国脆性骨折护理水平起到较大的推动作用，在老年骨科护理专业的发展中实现重大的意义。

相信在我国广大骨科护理同仁的共同努力下，我国老年骨科护理水平一定会持续提高，使老年髋部骨折患者得到最优质的照护服务，为健康老龄化助力！

2021 年 5 月

目 录

第一章
骨质疏松与髋部骨折概述

骨质疏松是一种与增龄相关的骨骼疾病。据统计，我国 50 岁以上人群中，女性的骨质疏松患病率为 20.7%，男性为 14.4%。60 岁以上人群的骨质疏松患病率明显增高，女性尤为突出。脆性骨折（又称骨质疏松性骨折）是骨质疏松最严重的后果。据流行病学统计，全球平均每 3 秒钟就会发生 1 例脆性骨折。椎体、前臂远端、髋部、上臂近端是常见的脆性骨折部位，而髋部骨折是脆性骨折中最严重的类型。我国髋部骨折的发病率正在迅速上升。据报道，自 2002 年至 2006 年，北京地区女性髋部骨折的发病率上升了 58%，北京地区男性的发病率上升了 49%。预计到 2050 年，全球将有约 630 万人可能发生髋部骨折，其中约 320 万例发生在亚洲。

我国已快速步入老龄化阶段。2019 年，我国 60 岁以上老年人口占总人口的 18.1%。我国即将成为老龄化最严重的国家之一。人口老龄化、"长寿奇迹"所带来的问题是老年疾病将呈暴发趋势，其中骨质疏松、跌倒所致的髋部骨折成为老年疾病的"先锋"，这意味着未来我国将有大量髋部骨折患者。

护士在骨质疏松和髋部骨折的三级预防中发挥着重要作用。本章将系统介绍骨质疏松和髋部骨折的基础知识，旨在使老年骨科护理工作者掌握全面的、最新的有关骨质疏松和髋部骨折治疗的知识与理念，以便为骨质疏松和髋部骨折人群提供最佳的专业护理。

第一节　骨质疏松

一、骨质疏松的特点和影响

骨质疏松（图1-1）是一种常见的骨代谢疾病，其特征是骨量低下、骨微结构破坏，导致骨骼脆性增加，易发生骨折。骨质疏松是一种退行性疾病，随着年龄的增长，患病风险增加。当前，随着老龄人口大量增加，骨质疏松已跃居成为21世纪全球第五大疾病，且女性的患病率明显高于男性，而围绝经期女性是罹患骨质疏松的高危人群。随着人类寿命的延长和老龄化社会的到来，骨质疏松困扰着越来越多的老年人，易致骨折风险增加，已成为人类重要的健康问题。骨质疏松的发生是悄无声息的，患者没有任何症状或症状不典型，大多数患者仅表现为腰痛、驼背、身高日益缩短，往往直到发生骨折患者才发现自己存在骨量低下或骨质疏松的问题。

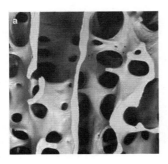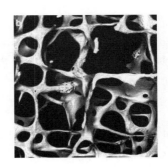

图1-1　正常骨（左）与骨质疏松骨（右）的对比

骨质疏松会给个人、家庭、社会造成较重的经济负担。2010年，一项针对欧盟27个国家的研究报道，脆性骨折所带来的社会经济负担为370亿欧元（约合人民币2825亿元），其中新发骨折的治疗费用占66%，长期的骨折相关治疗费用占29%，预防用药的费用占5%。而到2025年这些费用预计还会增加 25%。骨质疏松因其危害性和普遍性已受到全世界的广泛关注。

二、骨质疏松的表现

（一）疼痛

疼痛是原发性骨质疏松的主要临床表现，其中约有 70% 的患者表现为腰背疼痛。仰卧或坐位时疼痛减轻，久站或久坐后疼痛加剧；日间疼痛较轻，夜间和晨起时疼痛较重，且在咳嗽、用力排便、弯腰时疼痛加重。

（二）体型改变

最明显的体型变化是身高缩短，并出现驼背（图 1-2）。椎体前部通常为松质骨，而椎体需要承受较大的负荷，极易发生压缩变形，导致脊柱前倾，患者出现驼背。人体内有 24 节椎体，若每节椎体被压缩 2 mm，身高可缩短至少 4 cm。

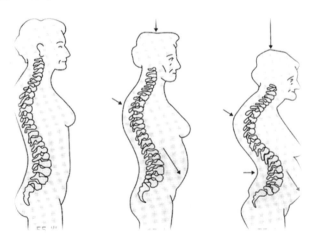

图 1-2　变形的脊柱

（三）脆性骨折

骨质疏松所致的最大危害是脆性骨折。随着骨量的流失，致密、坚硬的骨骼会变得疏松以至于不堪一击而发生脆性骨折。脆性骨折是指低能量或非暴力骨折，是从站立位或低于站立位高度跌倒或因其他日常活动而发生的骨折。发生脆性骨折的常见部位是脊柱、髋部、前臂远端和上臂近端。发生过一次脆性骨折后，再次发生骨折的风险明显增加。

三、骨质疏松的评估

准确、全面的骨质疏松评估对脆性骨折的干预和治疗非常重要，包括骨质疏松的临床评估、骨质疏松的风险评估和骨质疏松的危险因素评估。

（一）骨质疏松的临床评估

存在骨质疏松时，不仅骨矿物质的含量减少，还会出现骨强度的变化，由此导致骨折风险增加。完整的骨质疏松评估应包含骨量、骨质量、结构和转换等多方面内容。通常采用以下 2 种测定方法来评估。

1. 骨强度的测定　骨强度反映骨骼 2 个方面的主要特征：一个是骨量，即骨矿密度（bone mineral density，BMD，简称骨密度），反映大约 70% 的骨强度；另一个是骨质量，反映大约 30% 的骨强度。目前尚缺乏较为理想的直接测定或评估骨强度的方法，临床上主要采用双能 X 线吸收测定法（dual energy X – ray absorptiometry，DXA）或者定量 CT（quantitative computed tomography，QCT）来评估，将其结果作为目前诊断骨质疏松和预测骨折风险的定量指标。

BMD 是未来发生骨折的强预测指标，可以有效地评估骨质疏松导致骨折的风险，以便积极主动地采取措施来预防骨折的发生。美国国家骨质疏松基金会（National Osteoporosis Foundation，NOF）推荐应对下列人群检测 BMD。①65 岁及 65 岁以上的女性以及 70 岁及 70 岁以上的男性（无论是否存在骨折危险因素）。②绝经后年轻女性及存在骨折危险因素的 50～69 岁男性。③50 岁后发生骨折的人群。④使用可以引起骨量丢失的药物（如糖皮质激素、苯巴比妥）、患有导致骨量丢失的疾病（风湿免疫性疾病、内分泌疾病、血液疾病、消化道疾病）及有不良生活方式（如缺乏运动、吸烟、酗酒、长期大量喝浓茶或咖啡等）的成年人。但是 BMD 的高低不能反映骨转换的状态，用于疗效监测时，需要至少半年甚至1年才能观察到最小有意义变化；BMD也不能为骨质疏松的鉴别诊断提供更多临床信息。

QCT主要用于测量腰椎及髋部单位体积的骨密度情况，因为能够划分区域，所以能够区分骨皮质及骨小梁各自的骨密度状态，较DXA对骨密度的测量更为精确。

2. 骨代谢生化标志物的测定　骨代谢标志物可分为一般生化标志物、骨代谢调控激素和骨转换标志物（bone turnover markers，BTMs）。血钙、血磷、尿钙、尿磷、25-羟维生素D、甲状旁腺激素、降钙素和BTMs是临床常用的评估指标。BTMs是反映骨骼细胞活性与骨基质代谢水平的生化产物，通常分为骨形成标志物与骨吸收标志物，前者代表成骨细胞活性及骨形成状态，后者主要反映破骨细胞活性与骨吸收水平。在判断骨转换率、抗骨质疏松药物选择、疗效监测方面，BTMs可反映部分骨质量的信息和全身骨骼的代谢状态，且能够提供骨骼的动态信息，在作用和功能上独立于骨密度，能在一定程度上弥补骨密度测定在骨质疏松诊疗方面的不足。此外，在骨质疏松治疗过程中，BTMs的改变早于骨密度，在开始治疗后的3个月甚至更短的时间内，BTMs就会出现变化，能够为临床医生提供关于疗效的信息。

因此，BTMs与骨密度作为互相补充的评估与监测手段，二者结合应用的临床价值更高。

（二）骨质疏松的风险评估

目前常用的骨质疏松风险评估工具有以下3种。

（1）国际骨质疏松基金会（International Osteoporosis Foundation，IOF）骨质疏松风险一分钟测试题。这是针对人群或社区最实用的筛查方法，只要识字就能够完成自我筛查。

（2）亚洲人骨质疏松自我筛查工具（OSTA）。可根据年龄和体重进行快速评估。

（3）骨折风险评估工具（FRAX®）。这是世界卫生组织开发的一项面向全球的预测骨折风险的评估工具，该工具应用临床危险因素来评估每一位个体发生脆性骨折的绝对风险，计算参数包括股骨颈的骨密度和临床危险因素。由于该评估标准是根据美国人的数据调查结果制定的，对于亚洲人群尚无明确的阈值，其有效性和准确性对亚洲人群而言尚待进一步研究。

（三）骨质疏松的危险因素评估

作为退行性疾病，骨质疏松是在很多因素综合作用下缓慢发展的结果。骨质疏松的危险因素包括不可控因素和可控因素。不可控因素包括种族、老龄化、女性绝经、脆性骨折家族史，可控因素包括体力活动减少、吸烟、过量饮酒、过多饮用含咖啡因的饮料、营养失衡、蛋白质摄入过多或不足、高钠饮食、钙和（或）维生素 D 缺乏、体重过低、患有影响骨代谢的疾病和服用影响骨代谢的药物。护士可以通过教育和引导患者建立健康的生活方式来减少或消除这些危险因素，达到预防骨质疏松及脆性骨折的目的。

四、骨质疏松的治疗

脆性骨折发生在严重骨质疏松的基础上，因此，治疗脆性骨折时必须兼顾骨质疏松的治疗。骨质疏松的治疗目标是通过增强骨骼和预防跌倒来防止发生骨折。骨质疏松的"防"重于"治"，其治疗包括非药物治疗和药物治疗。药物治疗须结合营养、改变生活方式等非药物措施，二者相辅相成，缺一不可。通过恰当的治疗，骨折风险可以降低 50%。

（一）非药物治疗

1. 改变生活方式　不良生活方式是骨质疏松的危险因素之一，因此关注并纠正不良生活方式因素与药物治疗同等重要，应两者兼顾。

（1）合理饮食。对于老年人，推荐每日通过饮食摄入 1000 mg 的钙。奶制品、豆制品、海产品等都富含钙。

（2）适当运动。制动、长期卧床都会导致骨量丢失，因此，运动在骨质疏松的防治中扮演着重要角色。机械负荷（如负重）对骨骼的作用以及肌肉收缩对骨骼的牵拉都有助于增加骨密度，故承重训练、冲击性训练和抗阻训练等有助于增加骨量。但对老年患者来说，更重要的是要强调运动的安全性，防止跌倒，预防骨折的发生。

2. 服用膳食补充剂　骨质疏松药物治疗的基础是确保足够的钙和维生素 D 的摄入量，因此补充钙和维生素 D 是骨质疏松的基线治疗。为了维持最佳的骨骼健康状态，国际骨质疏松基金会建议老年人钙的推荐摄入量为1000 mg/d，用于防治骨质疏松的维生素 D_3 或维生素 D_2 的剂量为 800 ~ 1000 U/d。需要注意的是，理想的钙摄入是通过饮食而不是服用膳食补充剂。由于钙剂可能增加发生肾结石的风险，也可能引发钙剂相关的便秘，钙剂的安全性近年来也受到关注。即便如此，多数专家仍认为，钙剂相关的风险与预防骨折的获益相比可能是微不足道的。

3. 预防跌倒　强有力的证据证实，能够有效减少老年人跌倒的干预措施包括平衡训练、患者教育、去除居室内可能导致跌倒的环境危险因素、停用精神药物，以及各种针对性的多因素干预措施。

（二）药物治疗

骨折后使用抗骨质疏松药物治疗的目的是通过多种机制调节骨代谢，减少骨吸收，增加骨形成，改善骨质量，最终目标是降低再次骨折的发生风险。

（1）抑制骨吸收的药物可以减少破骨细胞介导的骨吸收。双膦酸盐是治疗老年骨质疏松的一线药物，包括阿仑膦酸钠、伊班膦酸钠、利塞膦酸钠和唑来膦酸，通过口服或静脉给药。但在实际使用中，50% 的患者的用药依从性较差。

（2）促进骨形成的药物可提高成骨细胞的活性而促进骨形成。常见药物是甲状旁腺激素（特立帕肽），给药途径为每日皮下注射。

（3）选择性雌激素受体调节剂（SERM）。其在骨骼中的作用类似于雌激素，但在子宫和乳腺组织中的作用类似于雌激素阻滞剂，是雌激素"激动剂和（或）拮抗剂"类药物，常用药物有雷洛昔芬、巴多昔芬。

（4）单克隆抗体（狄诺塞麦）。这类药物通过抑制破骨细胞的成熟来抑制骨转换。通过皮下注射给药，每 6 个月 1 次。

第二节　老年髋部骨折概述

一、疾病概述

髋部骨折通常是指股骨近端骨折。老年髋部骨折是指发生于年龄 ≥65 岁患者的、构成髋关节的骨的连续性或完整性中断，涵盖了股骨颈骨折、股骨转子间骨折和股骨转子下骨折。股骨颈和股骨转子间骨折的发生率大致相同，两者合占髋部骨折的 90% 以上。

老年髋部骨折是老年脆性骨折中常见且最严重的一种类型。导致老年人发生髋部骨折的因素有 2 个：患者骨量减少或患有骨质疏松、各种原因导致患者发生跌倒。

老年髋部骨折具有典型的"四高一低"的特点，即发生率高、死亡率高、致残率高、费用高、生活质量低，严重危害老年人的身体健康。据报道，髋部骨折后 1 个月内的死亡率为 5% ~ 10%，1 年内的死亡率为 20%，50% 的患者失能，25% 的患者需要居家照护，80% 的患者不能恢复到具备骨折前的生活自理能力，初次骨折后再次骨折的风险增加 2 ~ 3 倍。髋部骨折导致老年人自理能力丧失、生活质量下降、需要长期照护，也给其家庭、卫生系统和社会带来沉重的负担。因此，髋部骨折已成为全球卫生和社会保健系统面临的最大的公共卫生挑战之一。

二、流行病学

我国是世界上老年人口绝对数量最多的国家，目前正在步入高速老龄化时期，在此期间我国人口将转向重度老龄化和高龄化。髋部骨折的发生率随年龄的增长而急剧升高，75～84岁人群10年内髋部骨折的发生率高达7%。1996年全球新发髋部骨折病例约为170万例，预计到2050年全球新发病例将高达630万例。

老年髋部骨折的治疗费用巨大，最近有国内文献报道，北京地区65岁以上老年人的髋部骨折人均治疗费用为5.5万～6.5万元。除了直接医疗费用外，还有很多其他费用，如出院后长期康复费用、并发症治疗费用、长期照护费用、居家环境改造费用等。

三、髋部骨折的常见类型

（一）股骨转子间骨折

股骨转子间骨折又称股骨粗隆间骨折，是指发生在关节囊外、股骨颈基底部以下及小转子至髓腔起始部之前的骨折。由于粗隆部血供丰富，这种类型的损伤不影响股骨近端的血液供应，骨折后极少不愈合，但容易发生髋内翻。股骨转子间骨折是一种常见且严重的髋部骨折，约占老年髋部骨折的50%。

1. 症状和体征

（1）临床表现。患者表现为跌倒后或其他低能量创伤后局部疼痛、患肢功能受限；患肢局部血肿严重，可见广泛的皮下淤斑，肿胀明显；下肢出现短缩、外旋畸形，严重者可外旋90°。

（2）影像学检查。首选正侧位X线检查。CT扫描有助于全面了解骨折形态。对于临床怀疑骨折但X线片提示阴性者，首选磁共振检查。

2. 临床分型　股骨转子间骨折的分型方法众多。2018年，国际内固定协会/美国骨科创伤协会（AO/OTA）分型将股骨转子间骨折分为以下类型。①简单的顺转子间骨折（31A1型）：包括单纯大转子骨折或小转子骨折、两部分顺转子间骨折、外侧壁完整的顺转子间粉碎性骨折。②外侧壁不完整的顺转子间粉碎性骨折（31A2型）。③反转子间骨折（31A3型）。

3. 治疗原则 股骨转子间骨折的治疗方法包括非手术治疗和手术治疗。

（1）非手术治疗。通常行股骨髁上骨牵引6~8周，因患者需长期卧床、并发症多、死亡率高，因此，非手术治疗仅适用于患者身体状况极差、手术风险极大、预计生存期短的患者。

（2）手术治疗。手术治疗能够使患者早期下床负重，术后功能恢复快，并发症少。对于股骨转子间骨折的老年患者，复位固定是首选的治疗方法。复位要求正、侧位均有皮质接触，避免间隙，这有助于分担内固定物承受的应力，降低内固定失效的风险。复位时还要注意力线，避免髋内翻畸形和旋转畸形。复位方式有切开复位和闭合复位，其目的都是达到稳定的解剖或非解剖复位。复位需在透视下进行，首先尝试闭合复位。对于粉碎性骨折，闭合复位难以成功，此时应考虑切开并进行解剖复位。

老年股骨转子间骨折常用的内固定物有两大类，即带侧方钢板的动力髋螺钉（dynamic hip screw，DHS）和股骨近端髓内钉（proximal femoral nail antirotation，PFNA），见图1-3、1-4。与DHS相比，PFNA有更好的生物力学优势，置入时所需显露少，出血也较少，但是置入过程需要进行更多的透视。生物力学方面，PFNA可以对粉碎性骨折提供稳定的解剖固定，因此，对于不稳定性骨折，优先选择PFNA。对于稳定性骨折，选择PFNA或DHS均可。

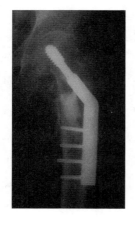

图1-3 动力髋螺钉内固定

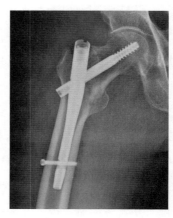

图1-4 髓内钉固定

选择非手术或手术治疗时，需根据患者的个体情况，经多学科综合评估分析，尤其要考虑患者合并的内科疾病的严重程度，评估风险和获益后决定。

（二）股骨颈骨折

髋关节是由股骨头和髋臼组成的球窝关节，股骨颈骨折是指股骨头下至股骨颈基底部之间的骨折，被认为是囊内骨折，因为它们位于远端股骨头和近端大、小转子之间的髋关节囊内。存在骨质疏松时，股骨颈是骨吸收过度的部位。该区域的骨折会破坏股骨头的血液供应，导致骨不连和骨坏死。

1. 症状和体征

（1）临床表现。多数患者有明确的跌倒史，伤后感到髋部疼痛，下肢活动受限，不能站立和行走。无移位骨折患者伤后疼痛轻，无活动障碍，仍能行走，但数天后逐渐出现活动后疼痛加重，甚至完全不能行走，表明已发展为不稳定性骨折而出现功能障碍。查体可见患肢短缩，出现外旋畸形，一般外旋 45°~60°。患者在伤后很少出现髋部肿胀及淤斑，可出现患侧大转子突出、局部压痛和纵向叩击痛。

（2）影像学检查。影像学检查可明确股骨颈骨折的临床分型，通常通过 X 线片检查即可明确诊断。

2. 临床分型　股骨颈骨折有多种不同的分型方法，按骨折类型可分为嵌插骨折、无移位骨折和有移位骨折。

有移位股骨颈骨折最常见的分型方法是 Garden 分型法（图 1-5），该方法按照骨折移位程度进行分型。Garden Ⅰ型为不完全性骨折，实际为嵌插骨折；Garden Ⅱ型为完全性骨折，但无移位；Garden Ⅲ型为完全性骨折，存在部分移位，两骨折块尚保持相互间的接触；Garden Ⅳ型骨折中，骨折块完全移位，股骨头内骨小梁与髋臼骨小梁的对线关系完全被破坏。

在 AO 分型系统中，股骨颈骨折被分为无移位或略有移位的头下型骨折（B1 型）、经颈型骨折（B2 型）和移位的头下型骨折（B3 型）。

无论采用哪一种分型系统，均需把嵌插骨折从无移位的股骨颈骨折中区分出来。

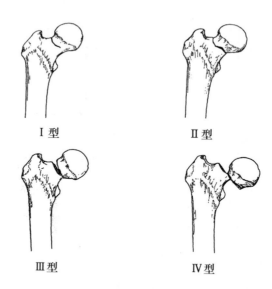

I 型   II 型

III 型   IV 型

图 1 - 5　股骨颈骨折的 Garden 分型

（引自 BUCHOLZ RW，HECKMAN JD，COURT - BROWN C，et al. Rockwood Green's Fractures in Adults. 6th ed. Baltimore：Lippincott Williams & Wilkins，2005.）

3. 治疗原则

（1）非手术治疗。嵌插骨折中骨折处具有较高的稳定性，可行非手术治疗。

（2）手术治疗。对于无移位或外展嵌插的稳定性股骨颈骨折，首选内固定治疗。内固定术的创伤和风险小，术后患者可以早期活动，骨折愈合率高，发生移位、骨折不愈合和股骨头坏死的概率低，常采用空心螺钉进行内固定（图 1 - 6）。对于移位的不稳定性股骨颈骨折，常采用人工髋关节置换术（图 1 - 7）。对于部分患者，全髋关节置换术的远期获益要大于半髋关节置换术，但需要考虑患者的年龄、伤前活动能力和精神认知状态等多种因素。

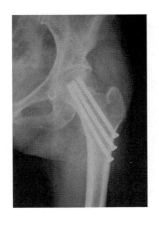
图 1 - 6　空心螺钉内固定

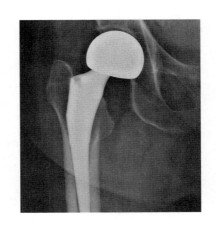
图 1 - 7　人工髋关节置换术

（三）股骨转子下骨折

多数学者将股骨转子下骨折定义为小转子与股骨干峡部之间的骨折，其占所有髋部骨折的 10% ~ 15% 。相对于转子间骨折，老年人中转子下骨折比较少见。

1. 症状和体征

（1）临床表现。包括伤后局部疼痛、肿胀，患肢出现内收、短缩畸形，局部出血较多。

（2）影像学检查。通过 X 线片及 CT 影像可明确骨折部位及分型。

2. 临床分型　股骨转子下骨折有多种分型系统。

（1）Fielding 分型（图 1 - 8）。主要适用于横行骨折。Ⅰ型骨折位于小转子水平，Ⅱ型骨折位于小转子下方 2.5 cm 以内，Ⅲ型骨折位于小转子下 2.5 ~ 5.0 cm 。

（2）Seinsheimer 根据骨折块的数目、骨折线的位置和形态提出以下分型系统（图 1 - 9）。

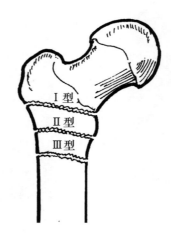

图 1 - 8　股骨转子下骨折的 Fielding 分型

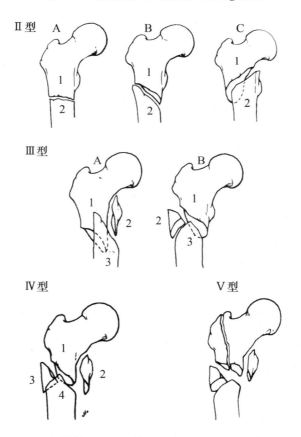

图 1 - 9　股骨转子下骨折的 Seinsheimer 分型中的 Ⅱ ~ Ⅴ 型

Ⅰ型：骨折无移位或移位＜2 mm；

Ⅱ型：两部分骨折；

　Ⅱ A 型：横行骨折；

　Ⅱ B 型：螺旋形骨折，小转子位于近端骨折块；

　Ⅱ C 型：螺旋形骨折，小转子位于远端骨折块；

Ⅲ型：三部分骨折；

　Ⅲ A 型：三部分螺旋形骨折，小转子是第 3 个骨折块的一部分；

　Ⅲ B 型：三部分螺旋形骨折，第 3 个骨折块为蝶形骨折块；

Ⅳ型：具有 4 个或 4 个以上骨折块的粉碎性骨折；

Ⅴ型：转子下 – 转子间的骨折。

3. 治疗原则　股骨转子下骨折的治疗可分为非手术治疗和手术治疗。

（1）非手术治疗。常用方法是患肢股骨髁上牵引，牵引治疗可控制短缩，但对于其他畸形则难以矫正。另外，牵引时患肢需置于 90°/90° 体位（屈髋 90°并屈膝 90°），该体位较难以维持。对于明显移位的骨折，牵引治疗无法减小骨折间隙，会延长愈合时间。由于留有畸形，骨折愈合后患者常存在一定的症状（主要是跛行和大腿前侧疼痛）。

（2）手术治疗。手术治疗的目的是解剖复位或矫正所有畸形及牢固内固定。对于伴有大转子粉碎的转子下骨折，优先选择加压髋螺钉，其可提供牢固固定。若大、小转子均完整，可使用常规的带锁髓内钉，其优点是手术创伤小，对骨折端环境的干扰小，实现中心位固定，具有良好的抗弯曲应力强度。

四、老年髋部骨折的预后

3 种主要类型的髋部骨折的预后截然不同。股骨转子间骨折虽然受累范围大，但因受累处大多为骨松质，骨折两端的血供丰富，如果复位满意、固定适当，一般均能愈合。尽管可能出现畸形愈合，但晚期并发症很少。股骨颈骨折属于囊内骨折，且受累部位局限、骨松质较少、骨膜薄甚至没有骨膜，尽管远端血供丰富，但股骨头的血供可能受到破坏甚至完全丧失，故骨折后易发生股骨头缺血性坏死和晚期股骨头退行性变。转子下区域骨质的变化与富含血供的转子间骨松质到骨干近端骨皮质的变化一致。发生转子下骨折时，这一部位的应力高，因而容易出现骨不连和植入物的疲劳性断裂。

老年髋部骨折患者术后死亡率和髋关节功能恢复的影响因素繁多且互相影响，重要影响因素如手术时机、合并症、营养状况、早期活动等。研究证据表明，高龄、伤前活动能力差、伤前存在合并症、治疗方法不恰当是患者术后 1 年内死亡和髋关节功能恢复不佳的独立危险因素。

骨质疏松是老年人的"沉默杀手"，骨质疏松导致的髋部骨折严重危害老年人的健康和生活。骨质疏松可防可治，正确认识、早期诊断、及早干预尤为重要。但目前我国老年骨质疏松的诊疗现状并不理想，多数老年髋部骨折患者对骨质疏松的认识极其缺乏，对骨质疏松及其治疗方面的认知也存在很多误区。同时，因老年髋部骨折患者的生理功能衰退、伴有多种基础疾病及认知交流功能障碍等，老年髋部骨折患者的生存质量和预后不佳。

希望护理人员能够通过对本章的学习，加深对骨质疏松的认识和了解，全面掌握老年髋部骨折治疗的相关知识，并在多学科共管理念的指导下，满足老年患者的照护需求，帮助患者获得最佳的功能康复水平和生活质量，做好老年患者的"骨健康卫士"。

参考文献

[1] LEWIECKI EM, KENDLER DL, DAVISON KS, et al. Western osteoporosis alliance clinical practice series: treat-to-target for osteoporosis. Am J Med, 2019, 132 (11): e771 – e777.

[2] KANAZAWA I, INABA M, INOUE D, et al. Executive summary of clinical practice guide on fracture risk in lifestyle diseases. J Bone Miner Metab, 2020, 38 (6): 746 – 758.

[3] WARENSJÖ LEMMING E, BYBERG L. Is a healthy diet also suitable for the prevention

of fragility fractures? Nutrients，2020，12（9）：2642.

［4］张萌萌，张秀珍，邓伟民，等. 骨代谢生化指标临床应用专家共识（2020）. 中国骨质疏松杂志，2020，26（6）：781－796.

［5］中华医学会物理医学与康复学分会，中国老年学和老年医学学会骨质疏松康复分会. 原发性骨质疏松症康复干预中国专家共识. 中华物理医学与康复杂志，2019，41（1）：1－7.

［6］中华医学会骨科学分会青年骨质疏松学组，中国老年学和老年医学学会老年病分会骨科专家委员会，中国医师协会急救复苏专业委员会创伤骨科与多发伤学组，等. 中国骨质疏松性骨折骨修复策略专家共识（2019）. 中华创伤杂志，2019，35（9）：769－775.

［7］中国老年医学学会骨与关节分会创伤骨科学术工作委员会. 老年髋部骨折诊疗专家共识（2017）. 中华创伤骨科杂志，2017，19（11）：921－927.

第二章
老年综合评估概述

随着全球老龄化进程的加速，因骨质疏松而发生脆性骨折的老年患者人数持续攀升。老年髋部骨折患者不仅存在骨折问题，还存在老年综合征等一系列互相关联、互相影响的健康问题，照护需求很复杂，围手术期的并发症发生率高且病死率高，因此需要一个系统的评估方法来筛查患者存在的健康问题并采取合适的干预措施，以改善其不良结局。

老年综合评估是一种多学科合作的评估模式，其出发点和落脚点是通过多学科、连续的老年骨折综合评估引导多学科干预，从而满足患者复杂的治疗与照护需求。其中护理评估是老年综合评估的重要组成部分，能够针对护理相关问题为制订干预计划提供指导。本章旨在探讨老年髋部骨折的综合评估体系，从多维度、多层面发现老年髋部骨折患者的健康问题，以便确定护理需求，及时识别风险，指导制订照护计划和护理干预策略。

第一节　老年综合评估

一、老年综合评估的定义和特点

老年综合评估（comprehensive geriatric assessment，CGA）的概念最早

是在 20 世纪 30 年代由"英国老年医学之母"马乔里·沃伦博士提出的，如今已经历了 90 余年的发展。

CGA 被定义为"多层面的跨学科诊断过程，其重点在于确定虚弱老年人的医疗方案以及心理和功能能力，制订计划以保护和维持老年人的健康功能状态，实施干预，最大限度地提高老年人的生活质量"。它涉及以下几个方面：身体健康、心理功能、功能能力、社会、环境，以及经济资源。CGA 不单纯是评估，也包括评估后的处理，实际上是多学科诊断和处理的整合过程。评估团队的成员因服务内容和服务场所而异，按需纳入，可能包括外科医生、老年科医生、麻醉师、专科护士、物理治疗师、营养师、药剂师、社区医生等，这些成员都在多学科团队中扮演着重要角色。

与传统医学以疾病为中心的医疗模式相比，CGA 是以患者为中心，从多个学科、多个维度进行综合评估；评估不需要借助高精尖的医疗技术，评估的重点也不在于诊断与治疗疾病，而在于提高患者的功能和生活质量。与常规的医学评估相比，老年综合评估有 3 个特点：①关注有复杂健康需求的老年人；②强调功能状态和生活质量；③利用多学科团队。

二、CGA 的目标和意义

CGA 的目的是及时发现患者潜在的功能缺陷，明确躯体疾病状态，了解机体功能下降情况；准确定位其所需的治疗和护理；制订可行的治疗和护理干预策略，进一步随访疗效和调整治疗计划，安排患者合理享用长期的医疗和护理服务。其最终目标是缓解虚弱老年人的躯体、功能、心理和社会等方面的问题，从而延缓老年综合征的发生、发展，改善老年人的生活状态，提高其生活质量。

CGA 可以对患者存在的问题进行准确定位。对患者而言，积极有效的 CGA 可以帮助患者了解身体情况，提高生活能力，降低失能的发生率，缩减医疗费用，有效提高老年人的健康水平和生活质量。对医护人员而言，CGA 可以明确老年患者的医疗状况、心理健康状态、技能水平和社会环境，并确定患者的医疗和护理需求，也有利于监测疾病变化和掌握功能状态，进行有效的健康管理，不断提高针对老年人的医疗护理服务水平，助力健康老龄化。

三、CGA 的维度

CGA 是一项多维度、跨学科的程序，不仅包括关注疾病状态的医学评估或关注功能状态的康复评估，还涉及心理评估等其他领域。通过全面评估每一个健康领域，可以发现患者的生理、心理、社会问题。目前全球尚无标准化的共识或指南，国内外临床和研究机构中评估的内容虽不完全相同，但基本一致，均包含 5 个维度：躯体疾病状态、机体功能、精神心理状态、社会支持、生活环境。

（一）躯体疾病状态

躯体疾病状态评估即一般医学评估，旨在确定临床医学诊断，制订治疗方案，给予规范化处置。老年髋部骨折患者是一个多元化的人群，在围手术期应实施充分的评估，以明确如下内容：诊断（包括并存疾病、并发症）、手术耐受性（包括心血管系统状态、呼吸系统状态、肝功能、肾功能、营养状态、认知功能、实验室检查结果）、局部骨质条件、骨折程度、手术时机、手术方式、麻醉方式等。护理视角下的医学评估应重点关注老年髋部骨折患者的骨质疏松和脆性骨折危险因素、饮食、用药、听力、视力及吞咽功能等。

（二）机体功能

机体功能是指日常生活中进行必要的或需要的活动的能力。老年人进行日常生活活动（如洗澡和穿衣）的能力，对他们的生活质量和健康至关重要。当老年人执行日常生活活动出现困难时，更容易出现不良后果，包括住院、入住护理机构，甚至死亡。维持机体功能的独立性是老年人最重要的健康要求之一。

了解老年患者的机体功能状态是提供以患者为中心的护理的关键。骨折前的机体功能评估结果是预测骨折后功能康复结局的重要指标。因此，对于老年髋部骨折患者，不仅要评估骨折后的功能状态，还需要特别注意评估骨折前的生活自理能力、行走距离。

日常生活活动能力（ADL）的评估内容包括基本日常生活活动能力（basic activities of daily living，BADLs）和工具性日常生活活动能力（instrumental activities of daily living，IADLs）。对于老年髋部骨折患者，在骨折的不同阶段及不同的场所，机体功能评估的层面及侧重点也有所差别。

（1）BADLs评估。基本日常生活活动能力是指老年人基本的自身照顾能力，包括完成每日进食、更衣、行走、如厕、洗澡等日常活动的能力。BADLs是反映老年人生活质量最基本的指标之一，可通过直接观察或间接询问的方式进行评估。BADLs评估方法中临床应用最广、信度最高的是巴氏指数（Barthel index，BI），评估结果反映患者24小时内的情况。急性期的老年髋部骨折患者因骨折卧床，这会影响其基本生活需要的满足，因此，对于这类患者，应重点关注BADLs的评估与照护。

（2）IADLs评估。IADLs是指维持独立生活所需的功能，包括做家务、打电话、购物、自理财务等的能力，这是反映老年人能否独立生活且是否具备良好的日常生活能力的指标之一。评估社区老年人的生活能力通常应用IADLs，评估时应以最近1个月的表现为准。大多数老年髋部骨折后患者的功能状态不能恢复到骨折前的水平，因此多数进行社区居家康复的老年髋部骨折患者通常出现这一层次功能的明显下降。

（三）精神心理状态

老年人往往存在复杂的精神或心理问题，这些问题会影响整体健康水平，且不良的精神、心理状态是疾病发生、发展的重要因素。世界卫生组织发布的《世界老龄化与健康报告》（*Global Health and Aging*）中指出，精神心理状态和身体功能是健康老龄化的核心内容。不管是在社区、护理机构还是在医疗机构，都应对老年患者进行精神心理状态的评估，包括认知功能、谵妄、焦虑、抑郁等的评估。

（1）认知功能的评估。认知功能评估是老年精神心理评估的重点。常见的认知功能筛查评估工具包括简易智能评估量表（mini - mental state examination，MMSE）、简易智力状态评估量表（Mini Cog）、画钟试验（CDT）、简易心智状态问卷（SPMSQ）、蒙特利尔认知评估表（MoCA）。其中，MMSE 是最常用的认知功能筛查工具，被广泛用于痴呆的筛查。

（2）谵妄的评估。对老年人谵妄的评估，建议应用意识障碍评估法（confusion assessment method，CAM），该方法简洁、有效，灵敏度和特异性均较高。谵妄是老年髋部骨折围手术期常见的并发症，对老年髋部骨折患者的谵妄评估不仅包括对谵妄的筛查和识别，还应重点关注对谵妄危险因素的识别和去除（详见第三章第三节）。

（3）焦虑、抑郁的评估。老年人常因合并多种慢性疾病、伴有疼痛等各种不适症状，或发生跌倒、骨折等意外事件而合并焦虑、抑郁。量表评估在筛查或评估老年抑郁症状的严重程度方面起着重要作用。老年抑郁量表（Geriatric Depression Scale - 15，GDS - 15）是专门为老年人设计的抑郁自评量表，可用于社区或护理机构。焦虑自评量表（Self - Rating Anxiety Scale，SAS）用于评估有焦虑症状的成年人，目前尚无专门针对老年人的焦虑评估量表。对老年髋部骨折患者而言，突发骨折的打击、骨折所致的疼痛、突然失去生活自理能力、对未知治疗结果的恐惧、陌生的环境等都可能会导致焦虑和抑郁。

老年髋部骨折患者的精神心理状态，尤其是谵妄和老年痴呆，是住院时间延长和出院转归（回家或需要到专业照护机构）的重要影响因素，是髋部骨折后死亡率和功能康复结局的重要预测因素，护理人员应重视对老年髋部骨折患者进行精神状态和心理问题的评估。但应注意，焦虑、抑郁的评估方式为自评，对于老年痴呆或急性谵妄患者，不适合用老年抑郁量表和焦虑自评量表进行评估。

（四）社会支持

社会支持通常是老年髋部骨折患者出院后转归的决定因素，是影响患者院外功能康复锻炼依从性的重要因素。目前国内应用最广泛的社会支持评估量表为社会支持评定量表（Social Support Rating Scale，SSRS），适用于神志清楚且认知功能正常的老年人。

对于老年髋部骨折患者可以采用简短的社会支持评估，包括社会史评估，即确定在患者住院期间和出院后康复阶段可以提供支持的家属和其他照顾者。及早发现社会支持问题可以帮助患者进行出院计划，如果存在社会支持问题，建议家属在患者出院后及时将患者转介到康复机构。对于出院后居家康复的老年髋部骨折患者，应确定出院后可以辅助患者日常生活活动的家属或其他照顾者。同时，经济状况的评估也是社会支持评估的重要方面，老年患者的经济状况是影响老年患者功能康复和生活质量的重要因素之一。

（五）生活环境

生活环境与老年人的日常生活密切相关，不适合老年人的生活环境是造成老年人跌倒、骨折等意外事件的最主要原因。对老年患者的生活环境（居住环境、设施等，特别是居住环境）进行评估，对预防跌倒和二次骨折至关重要，应由 1 名具备识别环境问题及提出改进建议能力的保健人员或社会护理专业人员进行评估。目前我国以应用自制环境评估问卷为主，可根据居住场所的不同来确定环境评估内容，包括呼叫或报警设施、扶手、地面、卫生间、通道、光线、床椅、台阶等方面。

老年人居家环境的评估可明确居家环境中的跌倒危险因素，是推动居家适老化改造、老年友好社区和老年友好城市建设的重要内容。在老龄化社会的形势下，老年骨科护理人员应充分认识到老年友好环境建设在老龄化社会中的重要作用；在全生命周期应对老龄化的理念引导下，评估环境安全隐患，指导患者及家庭积极进行适老化改造。

第二节 老年综合征

老龄化是全球范围内的公共卫生问题，年龄的增长意味着机体功能的下降，因而老年人易患多种代谢性疾病，同时老年人也易出现多种心理问题，这些均严重影响其生活质量。国外学者针对老年人的综合全面管理提出了老年综合征的概念，后来其迅速发展成为现代老年医学的核心概念。

一、老年综合征概述

老年综合征一般指老年人由多种疾病或多种原因造成的具有同一种临床表现或问题的症候群。关于老年综合征应包含的种类目前国际上尚无统一的标准。老年综合征不是疾病，而是一种临床表现或症状群。常见的老年综合征有跌倒、痴呆、尿失禁、谵妄、衰弱、营养不良、帕金森综合征、皮肤压力性损伤、睡眠障碍、感觉障碍、疲劳和头晕、多重用药等。

老年综合征之间相互关联、相互影响，且具有累积效应，严重影响老年人的躯体功能，还会导致其产生消极心理及负面情绪。研究已证实，老年综合征是引起老年人患病和死亡风险增加的易感因素，也是预测住院老年患者预后及生存率的重要因素。综合的、多学科的老年评估能够识别出患者现存或潜在的老年综合征，对这些老年综合征进行分析，分清主次，从而以团队协作的方式给予合适的干预措施。

二、老年髋部骨折患者常见的老年综合征的评估

（一）跌倒

跌倒是常见的老年综合征，是导致老年人发生髋部骨折的主要原因，是老年人的首要伤害性死因。跌倒致第一次骨折后产生的跌倒后综合征（跌倒恐惧和躯体功能障碍）是老年人发生再次跌倒的重要危险因素，因此跌倒评估是对老年髋部骨折患者进行老年综合征评估的重点之一，是预防二次骨折的重要依据。跌倒的评估包括询问跌倒史、跌倒风险评估和跌倒危险因素的评估。

1. 询问跌倒史 询问跌倒次数、跌倒地点，以及在什么情况下发生的跌倒。

2. 跌倒风险评估 Morse 跌倒评估量表是专门用于评估老年住院患者跌倒风险的量表。该量表由 6 个条目组成：跌倒史、多于 1 个医学诊断、使用行走辅助用具、接受药物治疗、步态和精神状态。对于存在认知障碍、精神障碍的患者，应询问与患者长期一起生活的家属或照顾者。询问既往史时，可针对老年人常见的系统疾病进行询问，或通过查阅患者的病历资料，了解其疾病史和长期用药史。步态的评估可通过观察和询问相结合的方式。

3. 跌倒危险因素的评估

（1）生理因素。机体老化导致的步态稳定性下降和平衡功能受损是引发老年人跌倒的主要原因；视力下降、老年性聋及踝关节和趾关节位置觉的下降也可导致平衡功能下降。另外，肌少症、骨质疏松使得跌倒后发生髋部骨折的危险性增加。

（2）心理因素。70% 发生过跌倒的和 40% 没有发生过跌倒的老年人都有跌倒恐惧心理，跌倒恐惧症是发生再次跌倒的重要因素。焦虑、抑郁和精神状态不佳时，机体对环境、步态、平衡的控制能力下降，也容易发生跌倒。护理人员应重视对老年髋部骨折患者心理因素的评估。

（3）行为因素。活动受限是跌倒的一个重要诱发因素。活动受限的人群由于日常生活活动能力下降、活动过少导致的肌肉萎缩、关节灵活性下降，其跌倒发生率比经常活动的人要高。行走过快、着装不当、鞋子不合适等也是跌倒的诱发因素。

（4）人口因素和健康教育。我国已进入老龄化社会，高龄老年人口增加导致总的跌倒发生率增高。对老年人及其家属进行预防跌倒教育、加强公共卫生环境的管理是预防跌倒的有效措施。

（5）环境因素。老年人发生跌倒的地点以家中为主，一方面是由于家庭场所是老年人活动的主要范围，另一方面是老年人的家中常存在容易被忽略的跌倒危险因素。应强化对患者居家环境的评估意识，以针对性地给予适老化改造指导。

（6）药物因素。老年人往往患有多种疾病，容易存在多重用药或用药过量问题。研究证实，服用的药物种类越多，越容易发生跌倒。服用治疗精神疾病的药物与跌倒的关系最为密切，这类药物如镇静催眠药、抗精神病药、抗抑郁药等。另外，服用降压药、降血糖药、利尿药等也是跌倒的危险因素。

（7）疾病因素。多个器官系统的疾病会影响机体的平衡和感觉功能，且患病种类越多，发生跌倒的风险越高。

（二）睡眠障碍

失眠与睡眠倒错是老年患者常见的睡眠问题，睡眠障碍是老年髋部骨折围手术期出现谵妄的诱发因素。常见的睡眠评估量表主要有匹兹堡睡眠质量指数量表（Pittsburgh Sleep Quality Index，PSQI）、阿森斯失眠量表（AIS）、爱泼沃斯嗜睡量表（ESS）等。其中 PSQI 是经过验证和使用最为广泛的睡眠障碍评估量表之一，被广泛用于各类精神疾病或非精神疾病所引发的睡眠障碍的评估。

（三）谵妄

谵妄是老年住院患者常见的一种老年综合征，也是髋部骨折围手术期的一种并发症，40%～50% 的髋部骨折患者在围手术期会出现谵妄，在患有老年痴呆的髋部骨折患者中尤为常见。围手术期谵妄与死亡、入住照护机构和发生痴呆的风险增加相关。谵妄的筛查与谵妄危险因素的评估见第三章第三节。

（四）尿失禁

尿失禁是老年患者中常见且最容易被忽略的老年综合征之一，被认为是当今老年人的失能隐疾之一，其影响老年患者住院期间的疾病转归和身心康复，影响患者的生活质量。对于老年髋部骨折患者，若尿失禁未得到及时的评估和处理，患者很容易发生尿路感染、失禁性皮炎等并发症。目前最常用的尿失禁评估工具是"国际尿失禁咨询委员会尿失禁问卷简表"。以尿失禁的护理评估为切入点推动对老年尿失禁问题的认知与管理是老年髋部骨折围手术期护理管理的重要内容。

（五）衰弱

衰弱与跌倒密切相关，是不良结局（如跌倒、失能、住院和死亡）的预测因素。衰弱是一种综合征，至少包含以下特征中的 3 种：非主动进行的体重减轻、疲惫、虚弱、动作缓慢和体力活动减少。随着对衰弱研究的深入，越来越多的证据提示衰弱是影响老年患者治疗结局和预后的重要因素。衰弱患者在围手术期更容易发生各种不良事件（如心脑血管意外、感染、血栓形成、谵妄等），衰弱也是发生手术并发症的首要独立危险因素。因此，评估患者的衰弱程度是对老年髋部骨折患者进行综合评估的重要内容。有学者认为，老年人的髋部骨折可能是衰弱的表现。随着衰弱程度的增加，髋部骨折的发生率越来越高。据报道，约 1/3 的老年髋部骨折患者存在衰弱，约 1/3 的老年髋部骨折患者处于衰弱前期。衰弱的评估工具很多，其中比较适合护理人员进行快速临床评估的有临床衰弱量表、FRAIL量表和骨质疏松性骨折研究（Study of Osteoporotic Fractures，SOF）衰弱工具。对老年髋部骨折患者进行衰弱筛查有助于预测患者术后的功能结局。

（1）临床衰弱量表应用文字和描述符号进行评分，结果从非常健康（-1）到严重衰弱（-7）。该评估涉及合并症的自我报告（不需要面对面的测试）和日常生活活动需要辅助的程度的评估。

（2）FRAIL 量表的名称缩写由以下 5 个问题的英文首字母组成：fatigue（F，疲乏），resistance（R，抵抗力），ambulation（A，步行），illness（I，疾病），loss of weight（L，体重减轻）；3 个或 3 个以上的回答为"是"预示衰弱，1 个或 2 个回答为"是"预示处于衰弱前期。

（3）SOF 衰弱工具根据以下 3 个特征来评估衰弱状态：比上一年的体重减轻了 5% 或更多，在不依靠手臂的情况下无法从椅子上站起来 5 次，感觉充满活力。如果第 1 个和第 2 个回答为肯定的，第 3 个回答为否定的，则诊断为衰弱。

（六）肌少症

老年人肌少症的发病率随年龄的增长而增高。60 ~ 70 岁人群的发病率为 5% ~ 13%，80 岁以上人群的发病率则高达 50%。肌少症会导致患者的衰弱、跌倒和骨折风险增加，生活质量下降，甚至丧失独立生活能力，也会导致感染和死亡风险增加。欧洲老年人肌少症工作组（EWGSOP）推荐使用 SARC-F（strength，assistance with walking，rise from a chair，climb stairs and falls）问卷来筛查肌少症患者。运用握力和座椅起立测试来判断是否存在肌力低下，推荐临床常规使用双能 X 线吸收法和生物电阻抗法来评估肌肉数量或质量，应用简易体能状况量表（short physical performance battery，SPPB）、起立 – 行走计时测试（timed – up and go test，TUG 测试）来评估肌肉功能或身体功能，从而判断肌少症的严重程度。

（七）多重用药

老年髋部骨折患者常合并多种慢性疾病，多重用药的问题非常常见。服用 5 种及 5 种以上药物即被认为存在多重用药问题。目前老年患者用药的常用评估工具包括比尔斯（Beers）标准、老年人处方筛查工具（STOPP）／老年人处方遗漏筛查工具（START）准则和药物适应指数（MAI）。至于老年用药安全性的评估工具，目前国内推荐使用我国老年人不恰当用药目录和 Beers 标准。

（八）总结

目前我国的老年髋部骨折多学科协作处于起步阶段，尚未开发专门针对老年髋部骨折人群的筛查评估工具，目前被广泛使用的普适性老年评估量表对于老年髋部骨折人群的适用性、灵敏度和预测价值尚待进一步研究。未来在多学科实践过程中，将逐步建立和完善适合老年髋部骨折人群的综合评估体系，全方位解决老年髋部骨折患者的健康问题，改善患者的预后，从而真正实现健康老龄化的目标。

参考文献

[1] 陈旭娇，严静.《中国老年综合评估技术应用专家共识》解读. 中华老年医学杂志，2018，37（2）：123 – 124.

[2] 李慧芳，杨贵荣，杨长春. 老年综合征及老年综合评估应用进展. 中国全科医学，

2020，23（8）：993 – 998.

[3] 朱鸣雷，刘晓红. 开展老年综合评估 提高医疗服务质量. 中国临床保健杂志，2020，23（3）：299 – 301.

[4] 苏洋，李欣，邓程霖，等. 老年综合评估工具的研究进展. 中国老年学杂志，2019，39（5）：1270 – 1273.

第三章
围手术期护理管理

第一节　疼痛管理

　　髋部骨折后，患者普遍存在急性疼痛。疼痛是老年髋部骨折患者最大的应激源。创伤和手术会增加神经、组织损伤，引发神经－内分泌变化，致使机体出现显著的应激反应及疼痛。由于老年患者的生理功能减退、多病共体和认知障碍，对老年髋部骨折患者的疼痛的评估和管理往往更加复杂和困难。不仅疼痛会导致谵妄、抑郁、睡眠障碍，疼痛导致的制动状态还会增加并发症的发生风险，可能导致机体功能丧失，甚至死亡。因此，对老年髋部骨折患者疼痛的管理极具挑战性。

　　本节对老年髋部骨折患者的疼痛管理进行概述，旨在明确护士在多学科团队的疼痛管理中的作用，提升护士对老年髋部骨折患者围手术期疼痛的评估和管理水平。

一、疼痛概述

　　（1）疼痛的定义。2016 年，国际疼痛研究学会将疼痛定义为"一种与组织损伤或潜在组织损伤相关的感觉、情感、认知和社会维度的痛苦体验"。疼痛包括痛觉和痛反应。痛觉是一种复杂的生理心理反应，其主观体验及伴随的各种反射和反应常因周围环境、机体状态甚至主观愿望、心理活动的不同而有显著差异。痛反应是指机体对疼痛刺激产生的一系列生理病理变化，如呼吸急促、血压升高、瞳孔扩大、出汗等。

（2）疼痛的分类。根据疼痛持续时间及损伤组织的愈合时间，将疼痛划分为急性疼痛和慢性疼痛。急性疼痛的持续时间通常短于 1 个月，通常与手术创伤、组织损伤或某些疾病状态有关。慢性疼痛为持续 3 个月以上的疼痛，主要受慢性退行性病变的影响或由神经损伤所致，可在原发疾病好转或组织损伤愈合后持续存在。

（3）老年髋部骨折疼痛的特点。在老年髋部骨折患者中，中、重度疼痛的发生率为 47%，其中重度疼痛的发生率高达 31%。疼痛会持续到康复阶段，对患者的行动能力和功能结局产生负面影响。老年髋部骨折患者的急性疼痛有很高的管理不佳风险。有研究表明，老年髋部骨折患者的疼痛通常未得到充分治疗。老年患者往往对自身疼痛的认知不足，还可能伴有言语沟通和认知功能等方面的障碍。同时，老年患者的各项生理功能衰退，镇痛药在体内的吸收、分布、代谢和排泄发生改变；且老年患者常合并其他疾病，经常存在多重用药的问题。因此，镇痛药的选择和用量也是疼痛管理的难点之一。这些问题给老年髋部骨折的疼痛评估和管理带来了不小的挑战。如果疼痛管理不佳，剧烈的疼痛会显著增加谵妄的发生风险，并导致早期活动推迟、住院时间延长、1 年内死亡率增高、功能结局不佳。

二、疼痛评估

疼痛评估的目的是识别患者的疼痛并评估疼痛的程度，帮助患者设定个体化的疼痛控制目标，指导临床医护人员制订合理的治疗方案并选择合适的药物。疼痛评估是疼痛控制的先决条件，护士要注重在系统的疼痛评估的基础上为患者提供针对性的疼痛干预措施。

（一）疼痛评估量表

频繁的、基于证据的疼痛评估是有效管理疼痛的基础。当前使用较广泛的是自我描述性疼痛评估工具，包括数字评分法（Numeric Rating Scale，NRS）、视觉模拟评分法（Visual Analog Scale，VAS）、面部表情疼痛量表（Face Pain Scale，FPS）和针对有沟通困难的患者使用的量表，也可以通过语言评价量表（Verbal Descriptor Scale，VDS）直接对疼痛程度进行分级。在病房等时间和沟通条件较佳的环境中，推荐使用量化疼痛的评估工具，如 NRS、VAS 等；在门诊、急诊等时间和沟通条件有限的环境中，推荐使用 VDS 等来直接判断患者的疼痛程度。

（二）疼痛评估策略

老年髋部骨折患者入院后，护理人员应立即对患者目前的疼痛情况、疼痛病史、用药史进行评估，该评估称为基线评估。评估时，根据临床实际情况选择合适的疼痛评估量表。评估后，根据疼痛评分给予非药物和药物镇痛措施，给药后 1 小时再次评估，以明确镇痛效果，指导进一步的镇痛治疗。对于老年髋部骨折患者，镇痛目标应设为 3 分或 3 分以下，以保证患者术后能够进行咳嗽、深呼吸、下床行走和关节功能锻炼，从而降低卧床、疼痛相关的并发症。

具体的疼痛评估策略如下。

（1）老年患者往往对自身疼痛认知不足，这会导致他们的疼痛经常被低估。护士可使用多种与疼痛相关的短语（如"不适""酸痛"等）来评估老年患者的疼痛。

（2）对认知功能正常的老年患者，主诉是判断疼痛是否存在及其严重程度的最准确和最可靠的方法。应以患者对疼痛的主观体验作为反映疼痛程度的指标。

（3）存在轻中度认知障碍的患者能够自我报告疼痛。自我报告被认为是评估轻度认知障碍患者疼痛的金标准，可通过 NRS、VAS、FPS 和 VDS 等量表进行评估。VDS 被广泛应用于轻中度认知障碍患者，是首选的评估工具。美国疼痛管理护理学会提出，应采用整体的方法来评估患者（包括认知障碍患者）的疼痛，将患者自我报告和疼痛观察工具的使用相结合。

（4）重度认知障碍患者的疼痛评估策略。评估髋部骨折伴重度认知障碍患者的疼痛是一个巨大的挑战，由于患有痴呆或存在沟通困难的老年患者通常无法口头表达他们的疼痛，其疼痛往往无法被识别出来，对于这部分患者的疼痛评估是一个复杂的过程。在老年髋部骨折患者中，有一部分为重度痴呆或谵妄患者，难以自主表达疼痛，患者未被识别和处理的疼痛会加重其认知和行为问题（抑郁和攻击），从而导致护理需求、护理依赖性和对卫生系统的需求增加。重度认知障碍患者的疼痛评估策略包括以下几方面。

1）交流策略。使用简单的句子，使语言沟通简洁、明了，并保持眼神交流，对患者保持耐心和尊重。触摸是一种与认知障碍患者交流的有效方法，可传递安全感和温暖。通过与认知障碍患者的非语言沟通（微笑、触摸、音调和眼神接触）来解读患者的各种信号并收集信息，借此帮助评估患者的疼痛。注意与认知障碍患者沟通时的肢体动作和手势，例如微笑和张开手臂是一种友好的表达，而微笑和双臂交叉则代表威胁。

2）观察患者。观察患者的行为是最常用的评估认知障碍患者的疼痛的策略之一。应关注患者的一些行为（如呻吟、叹息、不安、激动、快速眨眼）、面部表情和患者生命体征的变化（如心动过速、血压升高）。患者可能表现出的疼痛行为包括紧张、激动、焦虑、不安、尖叫和攻击。脉搏、血压和呼吸也是观察的重要参数。另外，患者的各种语言表达和异常动作等也可能是表达疼痛的信号，因此也需要对其进行解读并从中收集信息。

3）选择合适的疼痛评估工具。重度认知障碍患者的疼痛主要表现为呼吸、声音表达、面部表情、身体语言、可安抚程度等的改变，因此可通过观察患者疼痛时的表情及行为改变来进行疼痛评分。行为疼痛评估量表是通过观察患者的表情及行为改变来评估疼痛，在老年认知障碍患者的疼痛评估中起着重要作用。目前常用的是美国医学协会开发的晚期老年痴呆疼痛评估量表（pain assessment in advanced dementia scale，PAINAD），我国学者将此量表翻译成中文，即中文版晚期老年痴呆疼痛评估量表（Chinese Pain Assessment in Advanced Dementia Scale，C‑PAINAD 量表）。

三、疼痛管理策略

老年髋部骨折疼痛的综合治疗包括药物和非药物干预，药物镇痛方法包括局部镇痛和全身镇痛。区域阻滞是目前常用的局部镇痛技术。老年髋部骨折患者的全身镇痛药包括阿片类药物和非阿片类药物。由于存在发生严重药物不良反应的风险，老年人必须谨慎使用阿片类药物。非阿片类药物（如对乙酰氨基酚）能够减少疼痛治疗所需的阿片类药物剂量。应综合应用疼痛干预的非药物方法，如心理疏导、分散注意力、肌肉放松、穴位按摩、热敷和（或）冷敷等。

老年髋部骨折的围手术期疼痛控制是一项巨大的挑战，需要多学科协作以改善患者的结局。多模式镇痛是消除或减轻围手术期疼痛最有效的方法，且不良反应较少，可减少阿片类药物的使用。基于对手术患者围手术期疼痛控制的系统荟萃分析，美国麻醉医师协会急性疼痛管理专责小组的指南建议尽可能使用多模式疼痛管理。同样，美国骨科医师协会（American Academy of Orthopaedic Surgeons，AAOS）的临床实践指南也建议术后使用多模式镇痛。加速康复外科指南推荐手术患者采用多模式镇痛方案，主要是为了减少阿片类药物的使用量及减轻术后炎症反应。多模式镇痛主要包括术前镇痛、术中镇痛、术后镇痛。

（一）术前镇痛

术前及时的疼痛控制是最佳疼痛管理的重要组成部分，在急诊室进行快速、有效的疼痛控制被认为是老年髋部骨折疼痛治疗的重要环节。术前镇痛是指在机体受到手术伤害性刺激之前采取相应措施，从而达到术后无痛或减轻疼痛及减少镇痛药用量的目的。术前镇痛是改善老年髋部骨折围手术期患者预后的重要因素。改善疼痛管理和减少阿片类药物使用量的一个重要策略是周围神经阻滞（通常为股神经阻滞或筋膜阻滞），通过局部注射药物来治疗疼痛。周围神经阻滞无抗凝禁忌且不具有阿片类药物的镇静作用。2014 年 AAOS 发布了《老年髋部骨折管理》临床实践指南，依据 6 项临床试验结果得出结论，强烈推荐术前应用周围神经阻滞进行区域镇痛以缓解术前疼痛。

1. 术前局部镇痛的益处　　AAOS 的老年髋部骨折治疗指南中指出，强有力的证据支持局部、多模式镇痛可改善髋部骨折术前疼痛的控制效果，建议在急诊室开始行神经阻滞。神经阻滞的益处包括镇痛效果良好、可减少阿片类药物的使用、可减少阿片类药物相关副作用以及可能降低术后谵妄或认知障碍的发生率。此外，2018 年一项研究从美国纽约 38 家医疗机构纳入了 16 695 例患者，通过对其进行回顾性研究，研究人员发现：与全身麻醉相比，区域阻滞麻醉对住院死亡率、死亡时间、住院时间及出院后转归都有积极的影响。

强有力的证据表明，术前局部镇痛在减轻髋部骨折疼痛方面比单纯全身镇痛更有效。一项大规模的系统综述发现，相比于不进行周围神经阻滞或标准治疗，硬膜外阻滞、髂筋膜间隙阻滞、股神经阻滞、腰丛神经阻滞（腰大肌间隙阻滞）和联合神经阻滞显示出优越的镇痛效果。

2017 年一篇关于髋部骨折后周围神经阻滞的 Cochrane 系统综述发现，高质量的证据表明，周围神经阻滞可减少阻滞后 30 分钟内的活动时疼痛，从而使患者感觉更舒适，转移到手术台和椎管麻醉定位时的疼痛减轻。与仅接受静脉注射阿片类药物的患者相比，接受周围神经阻滞的患者的满意度更高。局部镇痛的其他优点包括起效快速和局部镇痛，同时可避免与全身治疗相关的副作用。还有证据表明区域镇痛可降低老年人谵妄的发生率。

2. 常用的周围神经阻滞技术　　目前常用的周围神经阻滞技术如下。

（1）股神经阻滞。股神经是腰丛最大的分支，来源于 $L_2 \sim L_4$ 神经。股神经的关节支支配髋关节和膝关节。股神经阻滞可以有效缓解股骨近端骨折的疼痛。与静脉注射阿片类药物相比，股神经阻滞可以提供更好的镇痛效果，从而减少静脉注射阿片类药物的剂量和不良反应。除了可以进行一次性神经阻滞外，还可以放置导管以提供连续的神经阻滞来控制术后疼痛。通过导管持续输注局部麻醉药可提供术后持续数天的镇痛效果。在急诊室放置股神经导管并进行连续的神经阻滞后，术前和术后疼痛评分降低，阿片类药物相关副作用减少，患者在术前椎管麻醉时的舒适度增加。近年来多项研究已证实股神经阻滞用于老年髋部骨折患者时，术前镇痛起效迅速、作用稳定、副作用少，能够明显减少阿片类镇痛药的累积使用量。但目前尚无大样本的临床随机对照试验来证实股神经阻滞用于老年髋部骨折术前镇痛时能够减少围手术期不良事件（呼吸抑制、低血压、恶心、呕吐）的发生。股神经的位置表浅，对接受抗凝治疗的患者也可行股神经阻滞，但股神经阻滞主要适用于大腿到膝关节前内侧的镇痛，因此单纯的股神经阻滞不能为髋关节部位提供充分的镇痛效果。连续股神经阻滞用于基础状况差的高龄患者时，需要持续监测、定时评估以保证患者的安全，且需防止脱落、误拔和感染。

（2）髂筋膜间隙阻滞。这是一种相对较新的区域阻滞技术，目标神经为股神经、股外侧皮神经和闭孔神经，其适应证包括膝关节、股骨干、髋部的骨折，癌性疼痛或继发性疼痛，以及创伤或烧伤所致的急性疼痛。由于局部麻醉药在髂筋膜间隙内的扩散范围有限，通常髂筋膜间隙阻滞对闭孔神经的阻滞效果较差。但髂筋膜间隙阻滞更容易实施，急诊室护士也可轻松掌握。有研究对比了髂筋膜间隙阻滞和股神经阻滞用于急诊室髋部骨折患者的镇痛效果，发现两者在术后 12~48 小时的疼痛评分和阿片类药物使用量方面没有差异。在老年髋部骨折的治疗中，这两种方式都是用于围手术期疼痛控制的可行性选择，应根据医生的经验和偏好进行选择。为使阻滞效果更好，髂筋膜间隙阻滞往往需要使用较大量的局部麻醉药，局部麻醉药中毒的风险大，尤其是年老体弱者，因此阻滞后需要持续监测和评估。髂筋膜间隙阻滞尽管存在神经阻滞效果的差异性，但患者在活动状态时，其镇痛效果优于静脉镇痛。与静脉注射或肌内注射镇痛药相比，这种阻滞方式在减轻术前疼痛和降低术后谵妄的发生率方面更有优势。

（3）腰丛神经阻滞。这是另一种针对髋部骨折的局部镇痛技术，又称腰大肌间隙阻滞。它沿着股神经、股外侧皮神经和闭孔神经的分布提供缓解疼痛感觉的作用。因其作用效果覆盖股外侧皮神经的支配区域，因而镇痛效果更完全。但需要注意的是，腰丛神经阻滞属于深部阻滞，腰椎旁第一区血管丰富，存在腰升静脉和动脉，因此有必要对患者的抗凝状态进行全面的病史检查，对接受抗凝治疗的患者慎用。另外，该技术也有意外导致神经轴阻滞或血管内注射的风险，因而发生局部麻醉药中毒的风险大于表浅阻滞技术。腰丛神经阻滞联合轻度镇静已成功用于髋部骨折手术患者的手术麻醉。此外，有研究表明，与接受髂筋膜间隙阻滞的患者相比，接受腰丛神经阻滞的患者的疼痛评分更低。但由于其技术的复杂性、潜在的并发症和体位摆放的困难，在选择腰丛神经阻滞时需权衡利弊。

（4）闭孔神经阻滞。闭孔神经主要支配大腿内收肌群的收缩及腘窝内侧皮肤的感觉，最初用于治疗大腿内收肌痉挛和髋关节疼痛。尽管闭孔神经只支配股前内侧较小区域的感觉，但当股神经阻滞或股外侧皮神经阻滞与闭孔神经阻滞联合应用时，后者可增强前者的镇痛效果。未来还需更多的临床研究以进一步探讨闭孔神经阻滞在髋部骨折患者中的应用价值。

总之，术前镇痛能够有效缓解疼痛，提高患者的生活质量，且副作用轻微。尽管专业组织已经发布了相关指导原则，建议术前常规使用周围神经阻滞以促进最佳的围手术期疼痛管理效果，但目前临床上对术前镇痛的重视程度和应用率仍然较低。对于老年髋部骨折群体，关于周围神经阻滞的临床决策的考虑依据可能较复杂，特别是对于虚弱患者和认知障碍患者，因为沟通障碍使疼痛评估复杂化，认知障碍患者能够接受周围神经阻滞的可能性较小。加强跨学科老年骨科团队的协作能够促进此类决策和照护路径的发展，并提升程序化麻醉路径服务的可及性。

（二）术中镇痛

老年髋部骨折患者共病的复杂性、潜在的并发症以及手术的复杂性决定了麻醉技术的选择是一个不小的挑战。3 种或 3 种以上疾病的存在可增加患者术后发生心肺并发症及死亡的风险。对老年髋部骨折患者术中麻醉技术的选择取决于多种因素。目前，国内外多项研究一致显示，老年髋部骨折手术时行周围神经阻滞对全身的影响较小、麻醉风险小且并发症相对全身麻醉而言更少。椎管内麻醉联合股神经阻滞是老年髋部骨折术中首选的麻醉方法，能够达到良好的镇痛效果，减少手术所致的应激反应，同时减少镇痛药的用量。虽然有一些研究结果表明右美托咪定能够减少麻醉需求，降低髋部骨折术后疼痛评分和术后谵妄的发生率，但右美托咪定应用于老年髋部骨折患者的随机对照试验证据有限，因此有必要对这个问题进行进一步的研究。

（三）术后镇痛

髋部骨折手术是所有手术中术后谵妄发生率最高的手术之一，术后有效的镇痛能够影响术后谵妄的转归。镇痛泵是术后镇痛的常规方式，所用的主要成分为阿片类药物，但阿片类药物容易引起恶心、呕吐、尿潴留、呼吸抑制等不良反应。此外，美国疼痛协会（American Pain Society，APS）和美国麻醉医师协会（American Society of Anesthesiologists，ASA）共同发布的术后疼痛管理指南中建议：使用经皮神经电刺激可缓解术后疼痛；认知行为技术，包括放松和引导意象，对缓解术后疼痛、焦虑或减少镇痛药的使用有积极的影响。

值得注意的是，对于老年髋部骨折术后镇痛，由于老年髋部骨折患者存在应激性溃疡和心血管事件的发生风险，故不推荐使用非甾体抗炎药（NSAIDs，如双氯芬酸钠、帕瑞昔布等）。阿片类药物是控制中重度疼痛的主要镇痛药，是老年髋部骨折围手术期疼痛控制的首选药物，常用药物包括吗啡、羟考酮等。但是老年患者对于阿片类药物较敏感，其认知功能、血流动力学、呼吸系统易受影响，该类药物导致不良事件的风险高于其他药物，最常导致的不良反应包括恶心、呕吐、便秘和意识障碍。对于老年患者（尤其是已接受手术治疗的老年髋部骨折患者），阿片类药物减量是重要的考虑因素。但是循证证据（中等质量）表明，因髋部骨折而存在急性疼痛时使用低剂量阿片类药物可能与较高的谵妄发生风险相矛盾，剧烈疼痛可引发谵妄，但使用阿片类药物也会增加谵妄的发生风险。因此，在老年髋部骨折的疼痛管理中，充分、及时的镇痛与避免阿片类药物过量的平衡是一个难点。术前局部镇痛和多模式镇痛可减少阿片类药物的使用量。

另外，连续周围神经阻滞在提供术后镇痛方面有独特的优势，但是导管放置在技术上比单次注射阻滞更具挑战性。

（四）认知障碍患者的疼痛管理

认知障碍给老年髋部骨折患者的疼痛管理带来了独特的挑战，因为患者无法准确表达他们的疼痛感受。多项研究表明，老年髋部骨折伴痴呆患者的疼痛治疗不足。在一项前瞻性队列研究中，髋部骨折伴痴呆患者接受的阿片类药物治疗剂量仅是认知正常的髋部骨折患者的1/3，这说明伴认知障碍的老年髋部骨折患者的疼痛未得到识别的风险和未得到充分治疗的风险很高，改善这个特殊群体的疼痛评估和镇痛方式十分必要。

另外，疼痛控制情况也会影响出院状态。当髋部骨折患者出院时，保证从医院到亚急性康复机构或家庭的疼痛管理策略的连续性可能是一个挑战，尤其是对于存在认知障碍的患者。疼痛管理的连续性中断可能导致无法控制的疼痛和出院后认知障碍加重。

四、总结

老年髋部骨折是一个复杂的骨科急症，发病率高，病死率高。在这种情况下，急性疼痛的处理往往非常具有挑战性。患者生理功能的减退、医疗相关并发症和认知障碍通常会增加疼痛评估和治疗的复杂性。老年髋部骨折的疼痛管理应纳入多模式、多学科的护理模式，这种护理模式能够改善老年髋部骨折患者的长期结局。此外，可以采用专门的临床方案，如加速康复外科（enhanced recovery after surgery，ERAS）来实施标准化的护理。

疼痛管理是老年髋部骨折管理中的重要一环。护士作为患者疼痛最直接的评估者与管理者，应深化疼痛管理理念，尽早识别疼痛程度，掌握老年患者的疼痛治疗原则，制订基于循证证据的疼痛治疗优化方案，最终在提高医疗护理质量的同时，减轻患者在情感、认知和社会维度上的痛苦体验。

参考文献

［1］梅婷，李善玲，梅俊. 老年痴呆患者行为疼痛评估工具的研究进展. 中华现代护理杂志，2020，26（13）：1816－1820.

［2］邱贵兴，裴福兴，唐佩福，等. 骨科常见疼痛管理临床实践指南（2018 版）. 中华骨与关节外科杂志，2019，12（3）：161－167.

［3］DIZDAREVIC A，FARAH F，DING J，et al. A comprehensive review of analgesia and pain modalities in hip fracture pathogenesis. Curr Pain Headache Rep，2019，23（10）：72.

［4］CHANG AK，EDWARDS RR，MORRISON RS，et al. Disparities in acute pain treatment by cognitive status in older adults with hip fracture. J Gerontol A Biol Sci Med Sci，2020，75（10）：2003－2007.

［5］GUAY J，KOPP S. Peripheral nerve blocks for hip fractures in adults. Cochrane Database Syst Rev，2020，11：CD001159.

［6］GARLICH JM，PUJARI A，MOAK Z，et al. Pain management with early regional anesthesia in geriatric hip fracture patients. J Am Geriatr Soc，2020，68（9）：2043－2050.

第二节　体温管理

围手术期体温管理是加速康复外科的重要内容，需要外科医生、麻醉师、护士、患者的协作配合。老年髋部骨折患者由于基础代谢率低、生理功能减退、合并较多基础疾病且常伴有全身重要脏器的功能障碍、体温调节保护反射迟钝，对低体温的耐受性较差，围手术期发生低体温的风险增加。而围手术期低体温与并发症发生风险增加和功能预后不良相关，因此，老年人的体温管理相对成年人更具挑战性。做好老年髋部骨折患者围手术期体温的监测与管理，既是保证患者术中和术后安全的前提，也是促进患者康复、改善结局的重要措施。

一、患者术中的体温变化

麻醉及手术过程会给人体的体温调控机制造成一定的影响。在实施全身麻醉的情况下，麻醉诱导后末梢血管会出现不同程度的扩张，仅当核心体温下降至一定的阈值后，机体才会自行调节，但此时患者已经出现低体温。另外由于麻醉药会降低机体的代谢率、减少机体产热、使低体温反应阈值降低，患者的核心体温会在全身麻醉后的第 1 个小时内迅速下降（最多下降 3 ℃），由此出现术中低体温。因手术中体液经切口蒸发、静脉输注液体、胸腔及腹腔冲洗液未加热，术中机体的散热量增加，加之患者术前的病理和生理状态等，以上这些因素均会进一步影响术中的体温变化。

二、围手术期低体温概述

（一）围手术期低体温的概念

根据世界卫生组织发布的手术安全指南和英国国家卫生与临床优化研究所（NICE）的指南，围手术期低体温是指在围手术期内任何时段发生的、非计划性的、对机体有害的体温下降（核心温度 <36 ℃），但不包括治疗性和计划性的低体温，又称围手术期非计划性低体温或围手术期意外低体温（unplanned/inadvertent perioperative hypothermia，IPH）。IPH 是围手术期最常见的手术并发症之一。

（二）IPH 对髋部骨折患者的影响

目前 IPH 的发生仍然是普遍现象。有研究发现美国有 50% ~70% 的患者经历过 IPH。2017 年全国的调查数据显示，约 44.5% 的手术患者发生了IPH。对髋部骨折患者进入手术室后的体温变化的研究发现：高达 1/3 的髋部骨折患者经历了 IPH；髋部骨折患者从进入手术间到进入麻醉恢复室时体温下降了 0.7%，在等候室内体温下降的幅度最大，1/3 的患者在到达麻醉恢复室时会出现低体温。体温过低会使老年患者术后经历颤抖等不适体验。大规模临床随机对照研究证实，IPH 可引起一系列并发症，对患者的心血管系统、血液系统、免疫系统、中枢神经系统、呼吸系统及机体代谢产生一定的影响，还会导致髋部手术中麻醉药的作用时间延长、麻醉后苏醒延迟、患者术中出血和切口感染的发生率增高、心血管意外的发生风险增加、深静脉血栓形成和出院延迟的发生率以及 30 天内再入院率和死亡率增高等。亚太感染控制学会 2019 版关于外科手术部位感染预防的指南强调，低体温是手术部位发生感染的重要影响因素。研究显示，就个体而言，因低体温相关并发症增加的医疗费用高达 2412 ~ 6839 美元（合 15 000 ~ 43 000 元人民币）。

三、围手术期体温管理

有效预防 IPH 的发生是促进患者快速康复、提高护理质量的重要目标。手术室护士应有效评估 IPH 的发生风险，确立预期目标，制订护理计划，选择合适的体温监测技术和干预措施，以降低患者发生 IPH 的风险。

（一）低体温发生风险评估

正确评估和准确识别低体温的危险因素是预防 IPH 的基础。手术室护士需评估患者出现 IPH 的风险。目前关于低体温的评估量表有瑞士低温分期模型、瑞典冷不适量表（Cold Discomfort Scale，CDS）、围手术期低体温风险概率评分表。其中，瑞士低温分期模型根据患者的症状进行评估，将低体温分为 5 个阶段，仅适用于院前或恶劣环境等无法测量核心体温的情况，评估发现其准确性仅为 50%。CDS 采用数字模拟评分法，"0"表示感觉不到任何寒冷，"10"表示感受到无法忍受的寒冷，适用于院前抢救中意识清醒的患者。国内某医疗机构通过调查全国 3132 例手术患者，根据全身麻醉（简称全麻）患者低体温危险因素建立了低体温风险预测模型，该模型是目前国内唯一用于围手术期低体温风险评估的工具。但其不足之处在于，其只针对全麻患者，对于非全麻患者的体温评估目前尚没有权威的评估工具。使用科学的评估工具评估术中 IPH 的发生风险，划分风险级别，能够帮助麻醉师和护理人员制定出合理的临床决策和分层预防方案。

（二）围手术期体温管理策略

1. 围手术期体温监测技术　2015 年，世界卫生组织将体温监测列为外科安全检验项目之一。体温监测是观察手术患者病情的基本措施。德国科学医学会指出，术前、术中需常规测量体温。有效监测体温是预防 IPH 的先决条件，但目前国内外尚无统一的监测方法。体温测量部位的可选择范围比较大，相对而言，核心温度能更准确地反映人体温度。监测核心温度时应尽可能测量患者的同一部位，并使用相同的测量方法。值得注意的是，目前常规测量腋下温度，测量值为体表温度，不利于术前准确评估患者的基线体温。核心温度可通过测量肺动脉、食管、直肠或鼻咽等部位的温度进行评估。核心温度的监测设备应符合如下原则：①临床易获得；②具备准确、连贯的数据读取功能；③保证患者安全；④使用便利；⑤测量误差不超过 0.1 ℃；⑥对外界温度的影响不敏感；⑦不含汞。无创监测手段中，建议监测食管远端、鼓膜或鼻咽部的温度。鼻咽部接近颈内动脉，是良好的测温部位。术前患者清醒时，采用鼻咽部测温虽会引起患者的不适及生命体征的波动，但综合考虑，鼻咽部测温最为合适。对于病情危重而需采取有创监测的患者，建议监测肺动脉温度，这是临床公认的核心温度测量的金标准。各个部位的体温测量各具优缺点，应根据不同患者的疾病、手术部位及所处的阶段综合考虑，选择最佳的测温方式。

2. 围手术期体温监测的时机与频率　患者入手术室时应评估患者的基线体温。对于手术时间超过 30 分钟、创伤比较大、术中不稳定因素多的患者，麻醉师和手术护士通常实施术中体温监测。但是美国围麻醉期护士协会的指南指出，即使手术时间 <30 分钟，也应注意在术中监测体温。关于术中体温监测的频率，建议选择连续体温监测设备或至少每 30 分钟测量 1 次。

3. 围手术期保温策略

（1）术前体温干预——预保温。预保温是在麻醉诱导前通过主动加温方式，如手术床上铺保暖床垫，使用加温毯、暖风机、暖箱等对手术患者进行保温，目的是减少患者机体温度再分布引起的体温下降。研究证实，患者在麻醉诱导后核心温度会出现 3 个时相的变化，其中第 1 时相即麻醉诱导后 1 小时，患者的核心温度会下降 1.0 ~ 1.5 ℃。对于术前体温 <36 ℃的患者，应尽快在等候区开始实施预保温；对于术前体温 ≥36 ℃者，应于麻醉诱导前实施至少 20 分钟的预保温；对于有低体温风险的患者，需在麻醉诱导前给予至少 15 分钟的预保温。预保温已被高度推荐为最有效的低体温预防措施。老年髋部骨折手术患者的体温调节能力差，因此预保温尤为重要。除了上述措施以外，术前还应维持环境温度（包括手术室或患者等候区等的温度）不低于 23 ℃（A 级推荐）。

（2）术中温度管理。建立完善的术中低体温预防机制是降低术中低体温发生的有效措施，包括术中评估、有效升温和保温措施、静脉输注液体的温度控制等。

1）评估患者是否存在低体温的症状和体征，包括患者清醒状态下的热舒适感。监测并记录患者的核心温度，至少每 30 分钟测量 1 次，直至手术结束。

2）升温策略：主要包括空气取暖和传导取暖。采取主动升温措施，其中关于皮肤表面的主动升温，推荐使用压力暖风毯，同时辅以被动隔离的保温措施，如湿化加热麻醉气体。

3）输注液体的温度控制：经静脉大量（ >2000 mL/h）输液时，应使用液体加温装置，将液体加温至 37 ℃；输注血液制品时，也应使用液体加温装置，将血液制品加热至 37 ℃（A 级推荐）。

4）环境温度控制：提高手术室温度，术中维持环境温度 ≥23 ℃。尽量减少手术野的暴露。

（3）术后转运交接环节的连续保温。术后从手术室到病房转运过程中的温度维持也是预防 IPH 的重要环节。关于术后转运要求，证据表明，患者术后转入麻醉恢复室或重症监护治疗病房（intensive care unit，ICU）前应评估其核心温度，当患者的核心温度 <36 ℃时，应采取加温措施。术后转运过程中，转运环境的温度调节包括 2 个方面：一是环境温度的控制，如转运走廊、电梯等的环境温度控制；二是转运床的预保温，同时减少转

运中的暴露。

四、总结

IPH 是髋部骨折围手术期常见而又容易被忽视的问题，维持围手术期体温正常、有效降低 IPH 的发生率是老年髋部骨折围手术期护理的重要目标之一。国内外多个指南推荐或规定：将预防 IPH 作为一项常规护理工作，旨在减少与低体温相关的、可避免的并发症。护理人员应充分认识到体温管理的重要性，强化老年髋部骨折围手术期保温意识，并基于循证证据建立老年髋部骨折围手术期保温规范，从而降低低体温相关并发症的发生率，提升护理品质，改善患者的结局。

参考文献

［1］ GURUNATHAN U, STONELL C, FULBROOK P. Perioperative hypothermia during hip fracture surgery：an observational study. J Eval Clin Pract，2017，23（4）：762 – 766.

［2］ YI J, XIANG Z, DENG X, et al. Incidence of inadvertent intraoperative hypothermia and its risk factors in patients undergoing general anesthesia in Beijing：a prospective regional survey. PLoS One，2015，10（9）：e0136136.

［3］ SURI TS, SARDESAI A, VOLPIN A, et al. Incidence of hypothermia and factors affecting variation in core body temperature in patients undergoing arthroscopic surgery of the hip. Acta Orthop Belg，2019，85（4）：535 – 539.

［4］ WILLIAMS M，NG M，ASHWORTH M. What is the incidence of inadvertent hypothermia in elderly hip fracture patients and is this associated with increased readmissions and mortality？J Orthop，2018，15（2）：624 – 629.

［5］ MELLING AC，ALI B，SCOTT EM，et al. Effects of preoperative warming on the incidence of wound infection after clean surgery：a randomised controlled trial. Lancet，2001，358（9285）：876 – 880.

［6］ KURZ A，SESSLER DI，LENHARDT R. Perioperative normothermia to reduce the incidence of surgical - wound infection and shorten hospitalization. N Engl J Med, 1996, 334 (19): 1209 - 1215.

[7] 章明阳, 常后婵, 梁爱群, 等. 广东省 85 所医院手术室围手术期低体温管理的现状调查. 中华护理杂志, 2020, 55 (7): 1039 - 1044.

第三节　谵妄管理

谵妄是一种急性神经、精神症状，是老年髋部骨折围手术期常见的、复杂的、严重的神经系统并发症。谵妄与患者的不良结局直接相关，可导致功能衰退、住院时间延长、并发症发生率和死亡率增高、远期认知功能受损等。且谵妄患者往往需要中长期照护，这会导致医疗费用增加、家庭和社会负担增加。

国外越来越多的医疗机构已将谵妄相关情况作为老年患者医疗护理质量评估的重要指标。对老年髋部骨折患者进行针对谵妄的有效预防和管理无疑成为医疗机构迫切需要研究和解决的问题。本节依据循证证据对谵妄的评估、筛查、预防和处理进行简述，以期提高护理人员对谵妄的认识和管理水平，降低老年髋部骨折围手术期的谵妄发生率，改善患者的结局。

一、谵妄概述

谵妄常发生于老年患者，国外近年来将年龄 > 65 岁的谵妄患者定义为老年谵妄患者。老年人中谵妄、痴呆、抑郁三种疾病常常重叠，约 2/3 的谵妄发生于痴呆患者，5% 的谵妄患者合并抑郁，因此谵妄在临床中常常容易被漏诊和误诊。目前谵妄发生的确切机制尚不清楚，大多数情况下是病理、生理和环境等因素共同作用的结果。

（一）定义

根据美国《精神障碍诊断与统计手册（第 4 版修订版）》，谵妄是一种急性的、可逆的、以认知障碍为主要表现的精神紊乱综合征，以精神状态的急性改变或反复波动、注意力不集中、思维紊乱或意识水平改变为主要特征，因起病急、病情变化快，又称急性脑病综合征。意识障碍和注意力障碍是其基本症状，包括记忆、定向、言语障碍，部分患者出现典型的昼轻夜重节律，即"落日现象"。

基于精神活动和觉醒水平，谵妄可分为活动增多型、活动减少型和混合型。活动增多型约占25%，以烦躁不安、攻击行为、易激惹、幻觉和胡言乱语为主要表现，在临床工作中易被医护人员和家属关注。活动减少型占50%，表现为嗜睡、面无表情、安静不动、运动迟缓、反应迟钝和精神萎靡，常常被忽视。混合型谵妄约占25%。

术后谵妄是老年术后患者常见的一种急性精神错乱状态，是手术后常见的并发症，主要发生于术后第1至第3天，通常可以完全缓解。老年髋部骨折患者的谵妄发生率较高，不同地区、不同研究报道的老年髋部骨折患者的谵妄发生率不同，最高可达65%，且谵妄可持续至术后6个月。

（二）危险因素

谵妄是一种全身的、非特异性的高级皮质活动的异常。导致谵妄发生的机制复杂，相关学说众多，但确切机制尚不明确。目前认为谵妄是易感因素和诱发因素等多种因素共同作用的结果。

1. 易感因素　是指患者在入院之前就已经存在的危险因素，如高龄、认知功能损害（痴呆和抑郁病史）、感知（视力、听力）障碍、ASA评分较高、低蛋白血症、合并其他疾病、酗酒等。其中，高龄和认知功能损害是谵妄发生的独立危险因素。大于65岁的老年患者的谵妄发生率较年轻人高4~10倍，大于75岁的患者的谵妄发生率则较65~75岁的患者高3倍。澳大利亚和新西兰2019年的髋部骨折数据显示，38%的髋部骨折患者在入院时存在认知障碍或痴呆。因此，可以推测，老年髋部骨折患者较易发生谵妄。

2. 诱发因素　是指患者入院之后出现的危险因素。根据循证指南和系统评价，常见的诱发因素有髋部骨折、手术、手术时间延迟、术后并发症、疼痛、感染、围手术期禁食水、缺氧、睡眠周期紊乱、营养不良、便秘、留置导尿、机体内液体过多或脱水、活动受限（保护性约束）、应用某些药物（抗胆碱药、苯二氮䓬类药物、阿片类药物），以及内分泌、代谢和水电解质紊乱。手术时间延迟是轻度至中度认知障碍患者发生谵妄的独立危险因素。

二、谵妄的评估和筛查

利用专业化量表评估和筛查谵妄既是预防谵妄的基础环节，又是处理谵妄的前提。2012 年英国骨科协会（British Orthopaedic Association，BOA）制定了创伤骨科标准指南，其中指出，当患者首次发生髋部骨折时，应评估患者的谵妄或痴呆发生风险，并定期进行再评估。2019 年，BOA 将其指导方针扩展到髋部骨折人群以外，即提出所有老年或体弱的骨科创伤患者都应定期使用经验性的谵妄评估工具（如 MMSE）进行评估。

（一）术前谵妄风险评估

在老年髋部骨折患者入院时，护士即应针对谵妄的危险因素进行全面评估，及时识别患者存在哪些具体的危险因素，以帮助护士及时采取正确的谵妄预防方案。应针对谵妄的危险因素选用相应的量表进行评估（表3-1），其主要参考的是 2017 版欧洲麻醉学会循证共识指南和 2017 版意大利老年住院患者谵妄共识中基于证据的危险因素。其中 MMSE 通常被用于排除认知障碍或评估基线认知功能。

表 3-1 谵妄风险评估

项目	评估量表
疼痛	NRS 量表，C - PAINAD 量表
睡眠剥夺	睡眠状况自评量表
认知障碍	MMSE，Mini Cog
营养不良	微型营养评价量表（MNA - SF）或 NRS2002
听觉障碍	耳语检测
视觉障碍	视力筛查工具卡

另外，活动受限、感染、脱水、水电解质紊乱、低氧血症、应用某些药物（抗胆碱药、苯二氮䓬类镇静催眠药、阿片类药物）、留置导尿和便秘也是老年髋部骨折患者围手术期谵妄的危险因素。评估和识别这些危险因素能够为谵妄的管理提供指导，降低谵妄的发生率。

（二）术后对谵妄的筛查

老年髋部骨折患者术后进入麻醉恢复室后，护士即应进行术后谵妄的筛查，直至术后第 5 天。美国《精神障碍诊断与统计手册（第 5 版）》（DSM - Ⅴ）中列出了 5 条诊断谵妄的金标准，这 5 条标准也是很多谵妄评估量表的基础和评价标准，但需要由专业的精神专科医生进行评估。

欧洲麻醉学会推荐将意识状态评估量表作为早期、快速筛查谵妄的工具。该量表应用最广泛，灵敏度和特异性分别为 82% 和 99%，且操作简单，能在 2～5 分钟内迅速做出判断，适用于非精神心理专业的医护人员进行谵妄的筛查。该量表评估患者是否具备以下 4 项特征：①急性发作的精神状态改变；②注意力不集中；③思维紊乱；④意识水平的改变。如果患者具备特征①和②，且满足③和④中的 1 条或 2 条即可确诊存在谵妄。该量表非常适合临床动态评估，推荐在患者入院 24 小时之内、每个护理班次、患者的认知和意识状态发生变化时及时采用该量表进行谵妄的筛查。

三、谵妄的管理策略

研究表明，1/3 的谵妄是可以通过有效的策略进行预防的。谵妄是多种易感因素和诱发因素共同作用的结果，因此谵妄的预防和治疗主要是针对多种危险因素进行的干预，即多元干预策略，后者是指解决与谵妄相关的多种危险因素的多种策略（包括药物干预和非药物干预），如缓解疼痛、保证睡眠、控制感染等。重视老年髋部骨折患者谵妄危险因素的管理、积极实施预防策略，能够降低谵妄的发生率。另外，与传统医疗模式相比，包括骨科、麻醉科、老年科在内的多学科协作模式也可以显著降低谵妄的发生率，而且可以显著减轻谵妄的严重程度。

加拿大安大略省注册护士协会的指南建议，为了积极管理患者的谵妄症状，患者家属或其他照顾者及多学科专家小组应合作实施多成分干预，干预内容包括：治疗导致谵妄发生的根本原因、非药物干预、适当使用药物以缓解谵妄症状和（或）管理疼痛；为有谵妄风险的患者制订一个多成分的非药物干预计划，以预防谵妄的发生，同时鼓励患者、患者家属或其他照顾者与多学科专业团队合作；当有谵妄风险的老年患者发生谵妄时，继续运用谵妄预防策略。

（一）有效镇痛

疼痛是公认的导致谵妄发生、发展的重要因素。充分的疼痛控制是预防谵妄的保护性因素。控制疼痛可以有效缓解谵妄症状，并降低谵妄的发生率。2003 年美国纽约多家医院共同开展的一项前瞻性队列研究发现，与疼痛得到充分治疗的患者相比，疼痛控制不佳的患者发生谵妄的可能性高9 倍。

（二）鼓励患者术后早期下床活动

鼓励患者术后尽早下床活动。对于存在肢体功能障碍的患者或卧床患者，由康复科医生或物理治疗师根据患者的病情和活动能力进行每日指导和功能锻炼。

（三）减少约束

长时间不恰当的约束会对患者造成生理和心理创伤，加重谵妄。可应用身体约束的替代方法（沟通解释、用中单遮挡引流管、提供握在手里的物品）以避免或减少约束，同时尽早去除管路。保护性约束仅在谵妄患者激越症状干预无效或药物无效时使用，是为了预防患者坠床、拔除管路、自伤或伤及他人，保证顺利治疗和护理。但是约束的使用不会消除谵妄症状，反而会诱发、加重谵妄，因此，对于谵妄患者应严格遵守约束的使用标准和规范，尽量避免使用约束。

（四）治疗脱水和便秘

鼓励患者多饮水，除非有禁忌，否则每日饮水量不应少于 1500 mL，必要时可静脉补液。建议患者进食高膳食纤维食物，监测患者的日常排便情况和便秘的严重程度，必要时给予通便药。

（五）改善睡眠

睡眠剥夺作为强烈的应激因素，是谵妄的重要危险因素之一，因此睡眠管理是防治谵妄的重要环节。睡眠干预是最自然的治疗方法之一，具有非常高的收益与风险比。循证睡眠干预措施包括给予右美托咪定、应用耳塞、模拟人体生物钟和非药物集束化干预策略。具体方法包括提供安静、舒适的住院环境，调整室内光线，减少环境噪声和探视人员，以及为患者使用眼罩、耳塞等。夜间要控制病房灯光的亮度和噪声水平，集中进行治疗和护理。

（六）改善患者的感觉功能

帮助老年患者佩戴眼镜、助听器等以增加患者的感官刺激，与患者交流时适当增加非语言交流方式。通过在病房内悬挂钟表，以及关于时间、地点和人物的定向问答等，提醒患者所处的周围环境及其身份，给予患者关怀和社会支持，保持患者对时间、日期、地点的定位。

（七）药物疗法

目前尚无可以预防谵妄的有效药物。当非药物方法无效，并且患者出现激越行为、其自身或他人安全受到威胁时，才考虑使用药物治疗来纠正患者的精神行为异常，最常使用的药物是氟哌啶醇和奥氮平。这些精神类药物可降低谵妄的严重程度、缩短谵妄持续时间，但是并不能降低谵妄的发生率。用药时应从最低有效剂量开始使用，尽量短期使用（使用时间应短于1周），同时严格进行药物疗效评估和病情监测。

（八）其他

谵妄是多种因素共同作用的结果，单一的干预措施很难有效预防谵妄。除了以上预防措施外，还需要针对其他一些危险因素进行预防，包括尽量缩短禁食水的时间，给予充足的营养支持，纠正低蛋白血症、低氧血症、贫血，维持正常体温，保持一定的灌注压（使收缩压维持在 90 mmHg以上），尽快手术等。

另外，欧洲麻醉学会在基于共识的指南中强调，对老年患者的术中管理对于预防和管理谵妄至关重要。优化麻醉方案、血压管理、最佳的血流动力学管理、适当的疼痛管理及缩短手术时间可以预防谵妄。术中管理是一个有待进一步发展和研究的领域，建议围绕潜在可改变的危险因素开展以护士为主导的研究，探索以认知障碍患者为中心的护理策略以及疼痛管理、血流动力学监测及环境管理方案。

四、总结

谵妄是老年髋部骨折围手术期常见的并发症，医护人员应熟悉谵妄的危险因素，及时、准确地识别患者在围手术期存在的谵妄危险因素，依据循证证据制订多成分非药物干预计划，遵循既定的护理路径来管理谵妄患者，以降低老年髋部骨折患者围手术期谵妄的发生率，保证患者安全，提高护理质量。

参考文献

［1］朱读伟，严谨. 国外老年谵妄护理管理现状. 中国护理管理，2017，17（6）：796－799.

［2］田家利，张素. 从谵妄管理指南谈成人住院患者谵妄的评估及非药物干预. 中华急危重症护理杂志，2020，1（3）：212－215.

［3］PEREIRA JV，AUNG THEIN MZ，NITCHINGHAM A，et al. Delirium in older adults is associated with development of new dementia：a systematic review and meta－analysis. Int J Geriatr Psychiatry，2021，36（7）：993－1003.

［4］COSTA-MARTINS I，CARRETEIRO J，SANTOS A，et al. Post－operative delirium in older hip fracture patients：a new onset or was it already there? Eur Geriatr Med，2021，12（4）：777－785.

［5］REPPAS-RINDLISBACHER C，SIDDHPURIA S，WONG EK，et al. Implementation of a multicomponent intervention sign to reduce delirium in orthopaedic inpatients（MIND-ORIENT）：a quality improvement project. BMJ Open Qual，2021，10（1）：e001186.

第四节　急性尿潴留管理

老年髋部骨折患者由于高龄、创伤骨折后机体的应激反应、骨折后卧床、麻醉药的作用等，围手术期发生急性尿潴留的风险增加。有研究报道，髋部骨折患者术前发生尿潴留的概率高达82%，术后则为56%。尿潴留导致膀胱过度充盈、扩张，可以导致永久性逼尿肌损伤，出现充溢性尿失禁，影响患者的术后康复和生活质量。

留置导尿是治疗尿潴留的基本方式，但是留置导尿为侵入性操作，易破坏尿道的防御屏障，增加尿路感染的发生风险，患者通常还会因留置导尿而出现不适感，这不利于患者早期活动。此外，留置导尿也是老年髋部骨折患者发生谵妄的危险因素之一。

导尿管管理是否安全、是否符合循证证据以及导尿方式的选择是对老年髋部骨折患者进行围手术期尿潴留管理时应关注的重要内容。本节旨在为老年髋部骨折患者的尿潴留管理提供循证证据，以帮助护理人员审视目前老年髋部骨折患者的尿潴留管理实践是否符合现有的最佳研究证据，从而进一步提高老年髋部骨折患者围手术期尿潴留管理的安全性。

一、急性尿潴留与导管相关尿路感染

(一) 急性尿潴留

1. 定义　围手术期急性尿潴留在老年髋部骨折患者中很常见。老年髋部骨折患者由于创伤应激、手术应激、疼痛、不习惯卧床等一系列因素，会出现急性尿潴留。这是由机体突然失去排出尿液的功能所致的尿液在膀胱中高度积聚的状态。膀胱的最大充盈量从400~600 mL不等。

尿潴留（urinary retention，UR）是下肢关节手术后常见的并发症。有研究发现，女性髋部骨折后发生尿潴留与较高的死亡率有关，且留置导尿与并发症（如尿路感染、尿道出血、尿漏、不适、疼痛、谵妄及出院延迟）的发生风险相关。这些问题可能导致患者出现心理问题，影响患者术后早期活动。

2. 危险因素　围手术期髋部骨折患者发生 UR 的原因较复杂，包括高龄、男性、接受蛛网膜下腔阻滞（腰麻）、不良的精神心理因素、制动、应用了阿片类药物或其他镇痛药、既往患有泌尿系统疾病、疼痛、大量静脉输液、手术时间长、糖尿病和便秘。术后 UR 的发生主要受到患者的合并症、手术类型和麻醉类型的影响。

（1）高龄与性别。年龄的增长和男性患者是发生 UR 的独立危险因素，可能与前列腺增生导致的尿道机械性梗阻，以及年龄相关的进行性神经元变性导致的膀胱功能障碍有关。虽然年龄的增长是 UR 的一个已知的危险因素，但是很难准确地判断预测 UR 发生的年龄阈值。有报道称，年龄超过 70 岁可以作为预测 UR 的可靠指标。

（2）既往的泌尿系统疾病或尿潴留既往史。泌尿系统梗阻症状的存在与 UR 的高发生率有关。国际前列腺症状评分（IPSS）已被用作髋关节置换术后发生 UR 的预测工具。另外，有研究指出，术前应用尿动力学检查能够识别有发生 UR 风险的患者。

（3）围手术期的液体管理。静脉输液对尿潴留的影响已经得到证实，强有力的证据表明输入晶体溶液过多可导致膀胱过度充盈，特别是对于椎管内麻醉的患者，这是因为其膀胱充盈感消失。

（4）麻醉和镇痛。研究表明，采取椎管内麻醉的患者其术后尿潴留的发生率高达 44%，主要是因为麻醉药可阻滞支配逼尿肌的骶部副交感神经，抑制排尿反射，注射麻醉药 2~5 分钟后逼尿肌的收缩即停止。此外，麻醉药的用量及术后使用镇痛药也是术后发生 UR 的相关因素。但连续周围神经阻滞后发生 UR 的风险显著低于其他镇痛方式。

（5）认知障碍。术前存在痴呆和（或）谵妄与 UR 的发生显著相关，而置管的不适感会导致术后躁动和自行拔管。

（二）导管相关尿路感染

导管相关尿路感染（catheter – associated urinary tract infection，CAUTI）是指患者留置导尿后或者拔除导尿管 48 小时内发生的尿路感染。在髋关节手术患者中，CAUTI 并不罕见，报道的发生率为 12% ~ 38%。CAUTI 的诊断标准如下：患者出现尿频、尿急、尿痛等尿路刺激症状，或者有下腹触痛、肾区叩痛，伴有或不伴有发热，尿培养细菌菌落数 $\geqslant 10^5$ CFU/mL。CAUTI 可以是有症状的，也可以是无症状的。

CAUTI 的主要原因是细菌经导尿管与尿道之间间隙上行而引发感染，或经导尿管与引流袋连接处或开口阀门处上行而引发感染。导尿是 CAUTI 的发生主要危险因素。美国疾病控制与预防中心（CDC）关于预防 CAUTI 的指南指出：留置导尿的时间每增加 1 天，CAUTI 的发生风险增加 3% ~ 7%；当留置导尿超过 30 天时，尿路感染的发生率为 100%。

CAUTI 的短期后果可能是导致急性谵妄和住院时间延长，这会给患者带来不必要的痛苦，且可能与患者的死亡率增高相关。因此，缩短留置导尿的时间、最大限度地减少不必要的置管以及早期拔除导管是预防 CAUTI 最有效的策略。

二、围手术期尿潴留管理策略

优化尿潴留管理是加速康复外科（ERAS）护理管理的重要内容之一，减少不必要的导尿是预防尿路感染的有效措施。以患者为中心、以证据为基础的尿潴留管理策略应包括早期识别和治疗 UR，该策略可以减少老年患者 UR 并发症的发生，降低住院成本，提高患者的满意度和生活质量。

（一）评估导尿的必要性

严格评估老年髋部骨折患者是否具有导尿指征：只有通过各种护理措施均无法引导患者正常排尿时，才考虑留置导尿。留置导尿的适应证主要为急性尿潴留、膀胱出口梗阻或需精确记录尿量的危重患者。可使用便携式 B 超检测仪进行膀胱扫查，以决定是否需要导尿。导尿前评估的内容如下。

1. 膀胱功能和排尿意识　评估患者的既往史、既往大小便的排泄能力及骨折前的生活自理能力。通过腹部叩诊了解膀胱的充盈程度，或对膀胱进行床旁 B 超扫查，评估患者的尿量。若尿量超过 400 mL，考虑予以导尿。

2. 症状、体征和实验室检查结果　评估患者骨折前是否存在尿频、尿急、尿痛等尿路刺激症状或下腹触痛、肾区叩痛，评估患者是否发热，了解患者的尿常规检查结果。

3. 导尿人群　应避免对尿失禁患者常规留置导尿，除非患者存在Ⅲ期及Ⅲ期以上的压力性损伤。

4. 精神心理状态　患者由于不习惯床上大小便、对环境感到陌生、对床上排尿存在恐惧，其膀胱括约肌会出现反射性痉挛而出现尿潴留。护士应通过与患者沟通，及时发现并消除患者的心理压力与紧张感，协助患者有意识地自行排尿。

（二）选择合适的导尿方式

尿潴留可以通过留置导尿或间歇导尿来处理。护理干预分类（nursing interventions classification，NIC）中将导尿分为留置导尿（indwelling urinary catheterization，IUC）和间歇导尿（intermittent catheterization，IC）。一旦发生 UR，诱导排尿等措施无效时，短期留置导尿是髋部骨折围手术期尿潴留的常规治疗方法。短期留置导尿是指导尿管留置时间不超过 14 天。

1. 留置导尿　IUC 是住院期间最常见的短期导尿方法。实施 IUC 时，导尿管通过尿道插入膀胱并留在原位。髋部骨折围手术期应尽量避免常规实施 IUC，除非患者存在留置导尿的指征：预计手术时间较长，预计术中需要大量输血、输液，术中或进入 ICU 后需监测尿量。如果使用 IUC，应在 24 小时内拔除。如果需要再次留置导尿管，则按照 IC 来管理。

2. 间歇导尿　IC 是指定期使用导尿管排空膀胱，通常是在超声引导下按需导尿，引流出尿液后拔除导尿管。IC 可作为一次性治疗，短时间内可反复使用。膀胱超声在鉴别尿潴留和确定应该何时导尿方面发挥着重要作用，为测量膀胱的容积提供了一种可靠、有效的非侵入性方法。研究表明，导尿量和膀胱体积之间存在较强的相关性。正常膀胱的容积为 400 ~ 600 mL，若膀胱的容积达到 600 mL，则提示需要导尿。应用膀胱超声测定膀胱残余尿量，残余尿量少于 150 mL 提示膀胱功能恢复正常。IC 后膀胱功能恢复的时间要短于 IUC。

（三）留置时间与拔管时机的确定

1. 留置时间　目前不主张术前常规留置导尿。循证证据表明，留置导尿的时间是发生 CAUTI 最主要和最重要的独立危险因素，留置时间越长，尿路感染的发生率越高，使用导尿管超过 48 小时与 CAUTI 发生率增高相关。如果必须使用导尿管，必须尽早拔除，留置时间不应超过 48 小时，置管期间应每日评估。所有指南都强烈建议：一旦无须使用导尿管，符合拔管指征时应尽早拔除。

2. 拔管时机　目前对于拔除导尿管的最佳时机尚未达成共识。如果术后过早拔除导尿管，患者仍存在自主排尿困难，这会增加再次插管的概率；过晚拔除导尿管除了增加尿路感染的概率外，还会影响患者的早期下床康复锻炼，影响手术效果。目前，临床实践中倾向于术后 24 小时内拔除，且多数研究支持在深夜（夜间 10 点到 12 点）拔除导尿管，这是因为患者在夜间更为放松，膀胱顺应性较好，更容易在早晨恢复正常排尿模式。虽然夜间拔管与日间拔管的再置管率无差别，但研究表明，与日间拔管相比，夜间拔管可增加拔除导尿管后的第 1 次排尿量，缩短患者的住院天数。

三、老年髋部骨折患者的导尿管维护策略

导尿管维护是临床实践中的一项基本护理操作，护士应在循证证据指导下正确维护导尿管，预防 CAUTI，降低院内感染的发生率，降低导尿相关并发症的发生率，提高患者的舒适度和生活质量。

（一）会阴部护理

每日保持会阴部清洁卫生，用灭菌注射用水、生理盐水或温水清洗尿

道口、会阴部和导尿管表面。来自国内外的系统评价结果显示，与每日使用碘伏和氯己定消毒尿道口相比，每日使用灭菌注射用水、生理盐水或温水擦洗尿道口并不增加尿路感染的危险。

（二）导尿装置的固定

妥善固定导尿管，避免其打折、弯曲，保持管路通畅，避免患者改变体位时尿道受牵拉或导尿管不慎脱落。应将男性患者的导尿装置固定于腹部水平，将女性患者的导尿装置固定于大腿水平。半数髋部骨折患者存在不同程度的认知功能受损，尤其要注意防止这类患者自行拔管。引流袋液面应低于膀胱水平，引流袋放尿端不应接触地面或尿壶。

（三）持续开放导尿管

目前不主张定时夹闭导尿管以训练膀胱功能。夹闭导尿管对膀胱功能恢复的时间、再置管率和住院时间没有任何影响，且夹闭导尿管后膀胱内潴留的尿液容易在导尿管周围形成生物膜，进而引起细菌积聚，导致尿路感染。另外，由夹闭导尿管所致的尿液反流也会引起逆行性感染。

（四）尽早拔除导尿管

留置导尿管的持续时间与尿路感染的发生有明显的关联，因此应避免不必要地留置导尿，且应尽早拔除导尿管。目前缺乏术后应用导尿管的相关确凿证据，临床实践中倾向于术后 24 小时内拔除。在留置导尿期间，在膀胱 B 超的监测下，如果尿液超过 600 mL，给予间歇导尿。拔除导尿管后，每 4 小时进行一次膀胱超声扫查，若患者仍然不能自行排尿，则重新留置导尿管并请泌尿科会诊。

（五）不做膀胱冲洗

膀胱冲洗并不能有效降低留置导尿管的患者的尿液细菌阳性率，反而会增加新的感染菌种。虽然双气囊硅胶导尿管已被普遍应用于临床，进行膀胱冲洗时可直接从导尿管分叉处穿刺引流，不必分离导尿管与引流管相接处，减少了接口污染，但因膀胱冲洗是使膀胱内环境与外环境相通的操作，仍然不能避免由于操作不慎而发生污染或导致感染的可能性。

（六）保持引流系统的密闭性

多个权威指南建议避免过于频繁地或常规性地更换引流袋，否则会破坏密闭式引流系统，容易造成导尿管末端与引流袋连接处被污染。应基于临床指征更换引流装置。更换引流袋时注意不要污染引流袋接头与导尿管末端。

（七）患者健康教育

有效预防 CAUTI 离不开患者的理解和配合。在病情允许的情况下，鼓励患者多饮水，教会患者观察导尿管是否通畅，指导患者翻身和活动时避免牵拉导尿管。

老年髋部骨折患者围手术期尿潴留的发生率高，避免常规留置导尿是减少尿路感染和缩短住院天数的重要途径。护士在老年髋部骨折患者出现急性尿潴留后的早期评估和预防 CAUTI 方面发挥着重要作用，通过优化围手术期导尿管管理方案，对导尿时机、拔管时机、拔管方法等进行规范操作，并进行连续评估，缩短留置导尿时间，可以提升患者的舒适度，降低尿路感染的发生率，促进患者术后功能的恢复。

参考文献

［1］ MOBEEN Z. Bladder catheterization. Treasure Island （FL）：StatPearls Publishing，2020.

［2］ TOBU S, NOGUCHI M, HASHIKAWA T, et al. Risk factors of postoperative urinary retention after hip surgery for femoral neck fracture in elderly women. Geriatr Gerontol Int, 2014, 14 （3）：636 - 639.

［3］ JOHANSSON I, ATHLIN E, FRYKHOLM L, et al. Intermittent versus indwelling catheters for older patients with hip fractures. J Clin Nurs, 2002, 11 （5）：651 - 656.

［4］ SKELLY JM, GUYATT GH, KALBFLEISCH R, et al. Management of urinary retention after surgical repair of hip fracture. CMAJ, 1992, 146 （7）：1185 - 1189.

第五节　营养与容量管理

老年髋部骨折患者通常存在营养不良和脱水风险，骨折后受疼痛、卧床等因素的影响，能量、蛋白质和其他营养素的每日摄入量通常仅能达到每日推荐摄入量的一半，这往往会影响患者的恢复，导致健康水平及功能下降、发生并发症的风险增加，因此营养与容量管理应作为老年髋部骨折患者围手术期护理的重要部分。本节对营养管理与补液治疗进行概述，旨在增强护士在老年髋部骨折患者营养和补液治疗方面的意识，强化对营养状况和脱水的评估，提高护士基于循证证据实施营养支持的水平。

一、营养管理

营养不良是指营养素摄入不足而无法满足机体代谢的需要，是一种常见的、容易被忽视的情况，会增加患者不良预后的风险。老年髋部骨折患者通常存在营养不良，原因如下：创伤应激引起的能量需求增加可导致能量负平衡；骨折后摄入不足，导致发生营养不良的风险增加；另外，手术也可能增加患者的营养不良发生风险。据统计，髋部骨折患者中营养不良者的比例高达70%。营养不良可能会导致患者肌肉萎缩、肌力减退、功能受损、伤口愈合延迟、下床活动延迟及生活质量下降等，还会损害免疫反应，增加术后感染等并发症的发生风险。另外，髋部骨折后的营养不良会增加压力性损伤的发生风险。

虽然老年患者的营养不良是一个常见的问题，但往往容易被忽视，护士应早期评估患者的营养状况，及时给予营养支持以确保患者的营养需求得到满足。目前国内外指南推荐的规范化的营养支持疗法的步骤包括营养筛查、营养评估、营养干预及监测。

（一）老年患者的代谢变化

为老年髋部骨折患者提供合理的营养支持，首先要充分了解机体各种情况下的代谢变化，正确进行营养状况的评估，发现患者存在的或潜在的营养问题，从而选择合理的营养支持途径，尽可能地避免或减少并发症的发生，从而有利于减少老年患者的术后并发症并缩短其住院时间，加速其术后康复进程。

手术、创伤后，机体通过神经－内分泌系统发生一系列应激反应，表现为交感神经系统兴奋，胰岛素分泌减少，肾上腺素、去甲肾上腺素、肾上腺皮质激素、促肾上腺皮质激素、胰高血糖素及抗利尿激素的分泌均增加。这些改变使机体内的营养素处于分解代谢增强、合成代谢降低的状态。长时间的禁饮食又会加重机体蛋白质和热量的不足。手术、创伤后，老年患者的机体代谢会发生以下变化。

（1）基础代谢率降低。

（2）高血糖伴胰岛素抵抗。创伤后糖异生活跃，葡萄糖生成明显增加；胰岛素的分泌受抑制，机体对胰岛素的反应水平降低，出现胰岛素抵抗。

（3）蛋白质分解加速，尿氮排出增加，易发生负氮平衡。

（4）脂肪的分解代谢功能降低。

（5）水、电解质及酸碱平衡失调。

（6）微量元素、维生素代谢紊乱。

（二）营养评估

营养评估是指解释和扩展在营养筛查过程中得到的资料，由营养学专业人员分析和评价临床信息，综合判断医疗和营养摄入史、消化吸收功能、体格检查结果、人体测量和体成分分析结果、生化指标、临床表现等，得出疾病相关的营养诊断。

研究表明，80%的老年髋部骨折患者的热量或氮的摄入量低于指南推荐的水平，因此应加强对老年髋部骨折患者营养状况的评估，及时发现其存在的或潜在的营养问题，为选择合理的营养支持途径提供依据。

1. **营养风险筛查**　常用的营养评估量表包括微型营养评价量表（mini nutrition assessment short form，MNA-SF）、营养风险筛查 2002（nutrition risk screen 2002，NRS2002）、营养不良通用筛查工具（malnutrition universal screening tool，MUST）和老年营养风险指数（geriatric nutrition risk index，GNRI）。其中，NRS2002 是由欧洲肠外肠内营养学会于 2003 年提出并推荐使用的营养筛查工具，有循证医学证据的支持，因其简单、无创及科学等特点，被推荐作为住院患者营养风险筛查的首选工具。

2. **血清学参数**　患者的营养状况可通过较多的临床指标（如白蛋白浓度、总淋巴细胞计数、前白蛋白浓度等）反映。白蛋白是血清中含量丰富的蛋白质，占血清总蛋白的 50% 以上，具有较长的半衰期，是营养状况评估和监测的重要指标，临床上常将血清白蛋白浓度降低作为判断营养不良的指标之一。总淋巴细胞计数是反映机体免疫状态的指标，营养不良常伴有机体防御功能障碍和总淋巴细胞计数的下降，因此总淋巴细胞计数是评估营养状况的重要参数。这两个指标被广泛用于老年髋部骨折患者营养状况的评估，与患者的营养状况及预后明显相关，相对可靠。前白蛋白的半衰期短，能快速反映机体内蛋白质的消耗情况，具有较高的灵敏度和特异性。

3. **主观综合营养评估**　营养不良通常表现为体重减轻、嗜睡、情绪低落、低能量水平、抑郁、腹痛、腹泻、肌少症和（或）厌食等症状，可通过病史和体格检查两大方面进行评估，评估内容包括患者近 6 个月的体重变化、皮下脂肪厚度的变化、消化道症状（有无厌食、恶心、呕吐、腹泻等）、饮食摄入状况、机体功能、合并疾病等。2016 年美国肠外肠内营养学会（ASPEN）和欧洲临床营养与代谢学会（ESPEN）等就如何诊断营养不良达成共识，认为营养不良的诊断应以营养筛查为前提，其中患者近期体重下降是最重要的指标。

（三）老年髋部骨折患者营养不良的影响因素

老年患者较差的营养状况与年龄的增长存在相关性，可能是机体器官组织退化、合成代谢率下降所致。老年患者是一个特殊群体，随着年龄的增长，老年人的组织器官功能逐渐退化，老年人常合并呼吸系统、心血管系统、内分泌系统等的多种疾病。同时，营养素摄入减少、药物、食欲下降、精神心理状态等也对老年髋部骨折患者的营养方面有着重要影响。术前禁饮食、术前等待时间较长、疼痛、恶心和呕吐、骨折等引起的分解代谢率增高可能使较差的营养状况进一步恶化。

（四）循证干预

营养干预是根据营养风险筛查和营养评估结果，对存在营养风险的患者制订营养支持计划并予以实施和监控的过程。围手术期营养干预包括完善的营养风险筛查、饮食管理和必要的肠内营养（enteral nutrition，EN）及静脉营养。根据患者的年龄、营养风险、是否禁食、原发疾病、是否伴随其他疾病情况，选择合适的营养支持途径、适宜的能量和营养素摄入量，制订个体化的营养支持方案。

（1）确定能量与蛋白质的目标摄入值。静息能量消耗（rest energy expenditure，REE）是判断人体能量消耗量的金标准。国内外多个指南认为，一般老年患者每日的 REE 为 30 kcal/（kg·d），患有急性疾病且肾功能正常的老年患者每日蛋白质的摄入量应达到 1.2～1.5 g/（kg·d），且摄入量应根据老年患者的营养状况、活动水平、疾病状态及耐受性进行调整。

（2）口服营养补充（oral nutritional supplement，ONS）。这是存在营养风险或营养不良、常规饮食不能满足机体需求（低于目标量的60%）的老年患者首选的营养干预方式。ONS 既可以在饮食中代替部分食物，也可作为加餐以增加摄入量，每日提供 400～600 kcal、餐间分次口服被认为是 ONS 的标准营养干预疗法。行 ONS 时，应对其花费、营养试剂的口味和质地、时间等进行定期评估，必要时对干预措施进行优化。ONS 应至少持续 1 个月，且应每个月对 ONS 的效果进行评测。

（3）如果 ONS 的供能仅能满足老年患者日需求量的一半以下且超过 1 周，需行肠内营养（EN）来充分满足其能量需求。标准整蛋白配方适用于大多数老年患者的 EN。EN 的预期优势及风险需要个体化的评估，且在临床条件改变时需再次进行评估。

（4）对于接受 EN 治疗的老年患者，应结合疾病状态和胃肠道的耐受能力，选择适宜脂肪供能比的制剂。老年术后患者接受营养治疗时应适当补充谷氨酰胺，以减少感染并发症，同时应监测患者的肝、肾功能。

（5）中等程度以上营养不良的老年患者，若连续 72 小时内不能正常进食或通过 EN 不能获得足够的营养素，建议启动肠外营养（PN）。

（6）老年患者的营养干预应在多模式、多学科协作下完成，目的是保证充足的饮食摄入，维持或增加体重，改善其身体功能和临床结局。

（7）营养支持过程中应密切监测，评价营养支持的效果及重要脏器的功能状态，及时调整营养支持方案。

总之，营养状况是老年髋部骨折患者临床预后的重要影响因素，营养支持是围手术期护理的重要环节。对于老年髋部骨折患者应尽早实施营养筛查、评估和包括营养科在内的多学科营养支持，加强围手术期营养管理，改善患者的营养状况，从而改善其临床预后。

二、容量管理

容量是血流产生的基础，容量不足可导致器官和组织缺血、电解质紊乱，容量过多将引起器官和组织水肿。因此，合理的容量管理贯穿于整个血流动力学的治疗过程，可改善患者的预后。进行液体治疗的目的是维持机体的有效循环血量，保证和维持组织器官的微循环灌注。容量管理是外科患者围手术期治疗的重要组成部分。老年髋部骨折患者由于器官功能衰退、代偿能力下降，以及对静脉液体输注的调节适应功能下降，围手术期容量管理的难度增大。

（一）脱水概述

脱水是指病理性体液丢失和（或）水分流失造成身体总含水量的耗竭。老年髋部骨折患者由于对液体负荷的耐受能力较差、术中失血、术后恶心和呕吐等，发生脱水的风险很高。其发生脱水的危险因素包括低体重指数（body mass index，BMI）、认知障碍、衰弱及相关合并症、神经功能减退、吞咽困难、便秘、腹泻、呕吐、失禁、害怕尿失禁而不愿意饮水、服用利尿药等。脱水可能会导致器官损伤、功能下降、谵妄，甚至死亡。脱水还可延长康复时间，引起心血管系统、体温调节、代谢和中枢神经系统的功能变化，即使液体丢失量仅占体重的 2%，也会使身体功能受损。脱水对认知功能和情绪状态也有负面影响。

诊断老年人的脱水具有一定的挑战性，因为老年人的脱水症状通常很模糊，可能仅表现为低收缩压。另外，轻度至中度脱水可能无法被识别，很难得到系统评估。临床实验室检查很难评估，因为没有生化"金标准"能够明确提示患者是否存在脱水。在判断脱水情况方面，血液和尿液检查受到很多因素的干扰，尤其是对老年术后患者进行判断时。对于健康人群，血浆渗透压升高是使用最广泛的标准。另一种检测方法是基于对尿液的观察，尿液中代谢废物的浓度增加是脱水的早期反应。随着体内水分的流失，尿液颜色逐渐变暗，渗透压和肌酐浓度增加，尿液比重增大。但在老年人群中根据尿液判断脱水的有效性仍不确定。

（二）容量评估

实施围手术期容量精细化管理的需要精确、实时的检测指标来反映患者的容量状态及生理状态，从而指导液体补充策略。

1. 病史　容量不足表现为心率增快、恶心、口唇干燥、痉挛、尿量减少、精神错乱、黏膜苍白等。应观察患者是否存在容量不足的症状，并询问患者的既往史及现病史，以了解患者的容量状态，从而为制订容量管理方案提供参考。

2. 体格检查及临床指标　体格检查是能最直观、最快速地了解患者的容量状态的方法。患者的生命体征、心排血量、尿量等指标可协助判断。

3. 实验室检查　通过血常规、血气分析、凝血功能、肝肾功能等实验室检查，可了解患者的血红蛋白含量、凝血功能、二氧化碳分压、乳酸含量、电解质及酸碱平衡等的状态，为制订更为周密的容量管理方案提供依据。

（三）围手术期容量管理

1. 维持性容量管理　若患者在围手术期禁食或不能经口充分补充液

体，且患者不存在异常丢失、异常分布等情况，则给予维持性液体治疗，即补充人体生理需要量。

人体生理需要量：$25 \sim 30 \ mL/(kg \cdot d)$ 液体，Na^+、K^+、Cl^- 各1 mmol/$(kg \cdot d)$，$50 \sim 100 \ g/d$ 的葡萄糖。对于肥胖患者，葡萄糖的补充量应根据实际体重计算，一般不超过31 g/d。对于心肺功能不全、营养不良或者有再喂养综合征风险的患者，可适当减少液体量 ［如 $20 \sim 25 \ mL/(kg \cdot d)$ ］。

2. 纠正失衡与再分布　当内、外环境发生变化时，老年患者受基础代谢率降低、器官自然老化、身体功能减退（包括对机体内环境的调节功能减弱）等因素的影响，极易发生脱水、电解质紊乱或异常分布。可根据患者的病史、体格检查、手术情况和实验室检查结果等，评估患者的液体和电解质需要量。若发生水、电解质紊乱，如脱水或水分分布异常，需及时纠正，补充液体。

日常护理中需密切关注非显性失水。存在液体异常分布的情况包括高钠血症或低钠血症，心、肝、肾功能受损，水肿，以及术后体液聚积或再分布等，患者的总体液量呈超负荷表现，但有效循环血量仍不足。液体治疗时，需给予纠正。

3. 再评估　在围手术期需要对患者反复进行再评估，及时调整管理方案。如术后鼓励老年患者尽早恢复饮食，根据患者的进食情况逐步减少静脉输液量，甚至停止输液，同时须严密监测血糖、血压及血电解质的变化，发现异常时及时纠正。

（四）预防和治疗脱水的循证干预措施

如果患者存在脱水或脱水风险，应通过筛查全面了解患者的问题，制订合适的预防或治疗脱水的干预方案。

（1）患者经口摄入的液体量通常不足，特别是在围手术期禁食的情况下。此时，严密监测和记录液体出入量及必要时给予静脉补液非常重要。

（2）根据患者围手术期的容量状态及其他生理和病理状态，应用目标导向性液体治疗，以成人生理需要量及隐匿性水丢失量为基础估算补液量。除此之外，应考虑患者的生理因素（体重、体温、饮食摄入量）及围手术期的病理状态，实施围手术期的容量精细化管理。

（3）多学科团队、照顾者（包括家属、护工等）共同参与照护，确保能够准确监测液体摄入量以及按需摄入和补充液体。

（五）总结

容量管理是老年髋部骨折患者围手术期治疗的重要内容之一，合理的围手术期容量管理是影响患者快速康复的关键因素之一，优化液体治疗能够改善患者的预后。应重视容量管理策略，实施精准的液体管理，降低术后并发症的发生率，最终使患者顺利康复。

参考文献

［1］中华医学会肠外肠内营养学分会老年营养支持学组. 中国老年患者肠外肠内营养应用指南（2020）. 中华老年医学杂志，2020，39（2）：119－132.

［2］敖莉，陈旭娟，李孝红，等. 老年髋部骨折患者营养状况及其对手术预后影响的系统评价. 中华现代护理杂志，2020，26（4）：462－468.

［3］郭炯炯，唐天驷，杨惠林，等. 老年人营养状况对髋部骨折术后切口愈合的影响. 中华创伤骨科杂志，2006，8（2）：112－114.

［4］MUKAND JA，CAI C，ZIELINSKI A，et al. The effects of dehydration on rehabilitation outcomes of elderly orthopedic patients. Arch Phys Med Rehabil，2003，84（1）：58－61.

第六节　血栓管理

一、概述

髋部骨折后深静脉血栓形成（deep vein thrombosis，DVT）的发生率较高，为1%～24%，是患者围手术期死亡的主要原因之一。肺栓塞的发生率为0.5%～7.5%，是医院内非预期死亡的重要原因。由于高龄、骨折、制动、住院和手术等因素，老年髋部骨折患者更易发生静脉血栓栓塞症（venous thromboembolism，VTE）。对老年髋部骨折患者实施有效的血栓预防方法不仅可以降低发生VTE的风险，减轻患者的痛苦，大量医药经济学研究证实其还可以降低医疗费用。

（一）定义

1. 静脉血栓栓塞症　指血液在静脉内异常凝结，使血管完全或不完全堵塞，属于静脉回流障碍性疾病，包括2种类型，即深静脉血栓形成和肺动脉血栓栓塞症（pulmonary thromboembolism，PTE），为静脉血栓栓塞症在不同部位和不同阶段的2种临床表现形式。

2. 深静脉血栓形成　可发生于全身各部位的静脉，以下肢深静脉居多，常见于骨科大手术后。下肢近端（腘静脉或其近侧部位）的深静脉血栓是导致肺栓塞的血栓主要来源，预防深静脉血栓形成可降低发生肺动脉血栓栓塞症的风险。

3. 肺动脉血栓栓塞症　指来自静脉系统或右心的血栓阻塞肺动脉或其分支而导致的肺循环和呼吸功能障碍性疾病，为DVT的一种严重的潜在致命性并发症，可能无症状或未被识别。据估计，约20%的肺栓塞（pulmonary embolism，PE）患者的首发症状是猝死。PE是骨科围手术期死亡的重要原因之一。

围手术期患者VTE的发生率因疾病人群和手术危险因素而异。接受普通外科、胸外科或血管外科手术者VTE的发生风险为0.4%，而接受大型骨科手术的患者的症状性VTE的发生风险为4.3%。VTE的其他潜在后果包括复发风险增加、肺动脉高压、右心衰竭和血栓后综合征。

（二）VTE的危险因素

任何引起静脉损伤、静脉血流停滞及血液高凝状态的原因都是VTE的危险因素。VTE的风险取决于以下两类因素的相互作用：与患者自身条件和特征相关的个体危险因素以及与治疗相关的因素。

（1）与患者相关的危险因素。VTE 的风险与患者高龄、肥胖（BMI ＞ 30）、肢体活动障碍（负重 ＜ 10 kg）、卧床（超过 3 天）、外伤、既往血栓栓塞史、恶性肿瘤、充血性心力衰竭、近期心肌梗死或卒中史、血管疾病等有关。危险因素越多，发生静脉血栓栓塞症的风险就越大。

（2）与治疗相关的危险因素。老年髋部骨折手术是静脉血栓栓塞症的极高危因素之一。在骨科手术中，血栓形成的风险通常被认为与创伤及手术持续时间成正比。其他与手术相关的因素包括患者的手术体位（特别是俯卧位）、使用医疗器械（止血带）、全身麻醉等。另外，术后患者恢复正常行走所用的时间也是血栓形成的重要危险因素。

（三）VTE 的诊断方法

VTE 的诊断手段具有多样化、精准化的特点。多种手段相结合可以早期、快速、精准地诊断 VTE。辅助检查方法如下。

（1）彩色多普勒超声探查。其灵敏度、准确性均较高，是诊断 DVT 的首选方法。

（2）静脉造影。是诊断 DVT 的金标准，在其他检查难以确定诊断时，如无静脉造影禁忌证，则应立即进行该项检查。

（3）血浆 D – 二聚体测定。D – 二聚体是反映凝血功能被激活及继发性纤溶的特异性分子标志物，对诊断急性 DVT 的灵敏度较高。需要说明的是，阴性结果可证实无血栓，而阳性结果则证实纤溶亢进，但并不能证实血栓形成。

二、血栓和血栓风险评估

在选择围手术期预防 VTE 的方法时，必须仔细评估并平衡患者手术过程中出血和凝血的风险。

（1）血栓评估。作为预防策略的一部分，入院时应首先评估患者是否存在 VTE 的体征和症状，这些体征和症状可以是非特异性的，包括疼痛（尤其在足背屈时）、压痛、皮肤颜色和温度的变化、水肿，以及肺栓塞的症状，如呼吸困难、胸痛、呼吸频率增加和咯血。即使存在肺栓塞，患者也可能没有体征或症状，或者以心搏骤停为首要表现，应该结合病史和体格检查以排除其他原因。

（2）血栓风险评估。血栓危险因素的评估方法包括 Caprini 血栓风险因素评估、Padua 评分、Davison 评分、Autar 评分等。Caprini 血栓风险因素评估是基于临床经验和循证医学证据设计的一个有效、简单可行、经济实用的 VTE 风险预测工具，被广泛用于评估骨科大手术的血栓风险。

三、VTE 的预防策略

老年髋部骨折患者是 VTE 的高危人群，应尽早预防。VTE 的预防原则如下：在所有需要应用药物来预防血栓的患者中，应同时评估血栓形成风险和出血风险，确定高危患者和需要仔细评估的患者；对于不能应用药物来预防血栓的患者，建议采用物理预防；若患者存在暂时的抗血栓药物预防的禁忌证，只要血栓形成风险持续存在，一旦患者的出血风险得到控制，建议立即开始药物预防。

VTE 的预防措施包括基本预防、物理预防和药物预防。基本预防包括尽早手术、缩短手术时间、减少手术创伤、围手术期适当补液及早期下床活动等。物理预防包括应用足底静脉泵、梯度压力弹力袜及间歇充气加压装置等。可供选择的预防药物有低分子肝素、磺达肝癸钠、华法林、阿司匹林等。

1. 基本预防　减少 VTE 风险的基本预防措施包括围手术期适当补液以避免脱水，早期手术，避免长时间手术，手术操作尽量轻柔、精细，规范使用止血带，避免过度输血，以及术后早期活动。早期活动是减少血栓形成的简单且有效的方法，因为它可增加血流量，防止血凝块形成，对生理和心理健康均有积极影响，并且没有出血并发症。简单的锻炼，如行走、改变体位、踝泵运动和深呼吸有助于防止静脉血流淤滞，应该进行主动和被动的腿部运动来增加局部血流量。

2. 物理预防　物理预防措施，如间歇性充气加压装置、梯度压力弹力袜被推荐用于预防血栓。这些措施利用机械性原理，促进下肢血流加速，减少血液滞留。应从入院时开始，持续应用到活动能力恢复为止，并与药物预防联合应用。梯度压力弹力袜是有效的，但对皮肤脆弱或血管功能不全者，或者穿着方式不正确时，可能造成皮肤损伤。高质量的证据表明，梯度压力弹力袜总体上可降低有症状或无症状 DVT 的风险。

美国血液学协会（American Society of Hematology，ASH）建议评估出血和血栓形成的风险后，对出血风险高的患者单独使用间歇性充气加压装置以进行物理预防，对 VTE 高危患者建议联合应用物理预防和药物预防。

存在下列情况者禁用物理预防措施：①充血性心力衰竭或下肢严重水肿；②下肢深静脉血栓形成、血栓性静脉炎或肺栓塞。此外，间歇性充气加压装置和梯度压力弹力袜不适用于存在下肢局部情况异常（如皮炎、坏疽等）、下肢动脉严重硬化或其他缺血性血管疾病者。

3. 药物预防　根据 2012 年美国胸科医师学会（ACCP）指南，对于骨科大手术患者，建议使用低剂量普通肝素（LDUH）、低分子肝素（LMWH）、磺达肝癸钠、调整剂量的维生素 K 拮抗剂（VKA）和阿司匹林。

与其他所有替代方案相比，低分子肝素被推荐作为首选药物。研究表明，应用肝素能够降低 DVT 的发生率，但不能降低 PE 的发生率；低分子肝素或普通肝素的效果似乎无明显差异。但普通肝素的治疗窗窄，而低分子肝素具有生物利用度高、副作用小、使用方便等优点，是预防血栓的首选用药。除非有禁忌证，低分子肝素或普通肝素均应在入院时开始使用，术前 12 小时停用，术后 6～12 小时恢复使用。目前关于使用低分子肝素来预防血栓的最佳持续时间仍存在争议，通常的做法是术后使用 LMWH 7～14 天，指南建议大型骨科手术后将药物预防的使用时间延长至术后 35 天。

参考文献

[1] SEGON YS, SUMMEY RD, SLAWSKI B, et al. Surgical venous thromboembolism prophylaxis: clinical practice update. Hosp Pract（1995），2020，48（5）:

248 - 257.

[2] GUTIÉRREZ GUISADO J. Thromboembolism prophylaxis in orthopaedic surgery and trauma. Rev Clin Esp, 2020, S0014 - 2565 (20): 30126 - 30129.

[3] 中华医学会骨科学分会. 中国骨科大手术静脉血栓栓塞症预防指南. 中华骨科杂志, 2016, 36 (2): 65 - 71.

第七节　早期活动

活动对于健康相关生活质量和生活自理能力是非常重要的。随着全球人口老龄化，髋部骨折管理已成为一个重要的健康问题。最大限度地优化术后管理水平对于减少术后并发症、提高患者的生存率是必不可少的。髋部骨折常导致身体功能减退，手术的重要目标是实现功能恢复和独立行走，早期活动被证实能够减少术后并发症（如谵妄、血栓栓塞、肺部感染、压疮及认知障碍），改善患者的功能预后，降低死亡率。术后延迟活动可能会导致心血管事件、肺部和尿路感染、肌肉萎缩、骨密度下降及精神心理问题，还可能增加跌倒恐惧和术后疼痛。

尽可能让老年髋部骨折患者早期活动是整个多学科团队的职责，老年髋部骨折患者照护的重要目标是最大限度地保持患者功能的独立性，促进患者独立活动。因此，应通过多学科团队对老年髋部骨折患者的早期活动进行有效管理，最大限度地提高老年患者的功能恢复水平。护士应充分发挥自身作用，鼓励、督促和指导患者早期活动，从而提高患者的独立活动能力。

一、早期活动概述

术后早期活动通常是指术后 24 小时内患者首次下床活动，包括床椅转移、床旁站立或平地行走任意距离。其作为外科术后一项独立的干预措施，早在 1899 年就由 Ries 提出并应用于妇科手术后。此后，支持术后早期活动的证据越来越多；直到 20 世纪 40 年代，术后早期活动成为术后康复的一项重要内容。

近年来，ERAS 被广泛应用于骨科领域，其中早期活动被认为是 ERAS 的基础和关键。《加速康复外科中国专家共识及路径管理指南（2018 版）》指出，早期下床活动是指术后第 1 天下床活动。但因手术患者的个体差异以及手术部位和手术类型不尽相同，早期下床活动的时间和形式也不同。英国物理治疗协会（CSP）和英国国家卫生与临床优化研究所（NICE）关于髋部骨折患者管理的指南均建议，老年髋部骨折患者应在手术当天或术后第 1 天进行活动。国际骨科护理协会（ICON）在 2018 年制定的《老年髋部骨折患者照护最佳实践标准》中指出，除非髋部骨折患者有禁忌证，否则应在术后 24 小时内进行下肢全负重锻炼，如扶床站立、从床上移到椅子上、行走等，并建议所有髋部骨折住院患者每天至少活动 1 次，以恢复基本活动能力，直至安全出院。

术后早期活动是加速患者康复的重要措施，国内外多个加速康复外科指南均将术后早期活动列为"强烈推荐"的级别。术后早期活动能保持全身肌肉的正常张力，促进身体各个系统的新陈代谢及血液循环，加速损伤组织的再生、修复和功能重塑，减少坠积性肺炎、深静脉血栓形成等术后并发症，同时提高身体的协调能力和自理能力，还可减轻焦虑症状，改善睡眠质量，降低疲劳感，增加患者康复的自信心，提高患者的生活质量。

二、早期活动前评估

因老年髋部骨折患者存在多种老年综合征、多病共体、病情复杂、并发症多，早期活动可能会对老年患者产生一些负面影响，如加重疼痛、引起血流动力学不稳定或诱发心血管事件等，因此，术后早期活动并不适合所有老年髋部骨折患者。制定老年髋部骨折患者下床活动标准并开展准确、全面的活动风险评估是早期安全下床活动的前提。活动前评估能够提高患者早期活动的安全性。

老年髋部骨折患者术后早期活动前的评估主要针对循环系统、呼吸系统和神经系统，同时侧重于对术后引流管、患者疼痛程度、患者主观意愿等的评估，评估内容分为 5 个方面：生理状态、运动功能、营养状况、管路安全及精神心理。

（一）生理状态

1. 生命体征　患者意识清楚、生命体征及各项检查指标稳定是早期活动的基本前提。早期活动前，护士须评估患者的意识状态（如有无痴呆、谵妄）、生命体征和血生化相关指标，警惕血压波动、心律失常等血流动力学不稳定的情况或心肌缺血、心力衰竭等心血管相关并发症。若患者意识清楚，生命体征、血生化指标在正常范围内，心率为 60～100 次/分，血压介于（90～140)/(60～90) mmHg，呼吸频率＜30 次/分，氧饱和度正常，无心律失常，无谵妄，患者无不适主诉，可协助患者下床。

2. 患肢情况　评估患肢伤口敷料有无渗血、渗液，包扎松紧度是否合适，引流管是否妥善固定，引流液的性状和量。评估患肢的肿胀程度及皮下淤血情况，指导患者穿合适的衣裤和鞋子。

3. 疼痛　疼痛是制约患者下床活动的主要原因之一，疼痛评分在 4 分及 4 分以上时，人体的活动会受到显著干扰，而疼痛评分低于 3 分是患者可接受的疼痛水平。因此，髋部骨折术后早期活动前和活动时患者的疼痛评分不应超过 3 分，以轻度疼痛、能够耐受为宜。在有效镇痛的前提下，指导患者下床活动。护士应根据老年患者的认知情况（尤其对于痴呆患者）选择合适的疼痛评估工具。疼痛评估相关内容见本章第一节。

（二）运动功能

1. 肌力　肌肉力量是防止跌倒、保证下床活动安全的重要防线。术后长时间卧床会导致肌力降低，导致肌肉失用性萎缩、肌肉活动能力下降。当患者卧床时，肌力会以每天 5% 的速度丧失。因此，下床活动前进行肌力评估是保证患者活动安全的重要措施。临床实践中应用最广泛的是英国医学研究理事会（Medical Research Council，MRC）制定的六级肌力评定法：0 级表示肌肉无任何收缩；1 级表示肌肉可轻微收缩，但不能活动关节，仅在触摸肌肉时感觉得到；2 级表示肌肉收缩可引起关节活动，但不能对抗地心引力；3 级表示肢体能抬离床面，但不能对抗阻力；4 级表示能做对抗阻力活动，但较正常水平差；5 级表示正常肌力。若老年患者的肌力≥4 级，护士可协助患者早期下床活动。

2. 直立不耐受 直立不耐受是指一系列与直立体位相关的临床表现，包括直立后出现的晕厥或头晕症状，可伴随大汗、乏力等，这些症状常常可以随着患者由直立体位改变为平卧体位而得到缓解。老年患者发生直立不耐受的主要原因是直立性低血压、血管迷走性晕厥和直立性高血压。直立不耐受是老年人发生跌倒的常见原因，早期活动对于老年髋部骨折患者是一个挑战。因此，患者在早期活动时，护士和家属等照顾者应严密监护，密切观察患者生命体征的变化，尤其注意让患者由卧位到坐位、由坐位到站立位缓慢过渡。协助患者下床活动时，若患者主诉头晕、恶心、视物模糊，甚至发生晕厥，或患者站立时舒张压下降超过 20 mmHg，则认为患者存在直立不耐受。因此，护士在协助患者下床活动时，应密切关注患者的主诉，一旦发生直立不耐受，应立即协助患者平卧休息，待症状好转后再下床活动。卧床期间鼓励并指导患者做踝泵运动、抬腿及屈髋屈膝运动。

（三）营养状况

老年髋部骨折患者营养不良的患病率高，80% 的老年髋部骨折患者的能量摄入量低于指南推荐的水平。营养不良对术后活动能力的恢复及并发症的发生均具有负面影响。常用的营养评估工具包括营养风险筛查 2002（NRS2002）和微型营养评价量表（MNA – SF）。指南推荐将营养风险筛查 2002（NRS2002）作为住院患者营养风险筛查的首选工具。

护士应加强对患者营养状况的早期评估，及时发现有营养不良风险的患者，与多学科团队共同制订营养支持方案，早期给予营养支持，改善患者的营养状况，从而为老年患者早期下床活动提供支持。

（四）管路安全

老年髋部骨折患者术后多留置多种管路（如导尿管、吸氧管、输液管、伤口引流管、心电监护导联线等），这些管路的存在会限制患者早期下床活动。活动前评估与妥善固定管路是促进患者早期下床与保证活动安全的重要内容。评估内容包括伤口引流管是否固定牢固、管路是否通畅、引流液的颜色和量有无异常等。

早期拔除各种管路是加速康复外科的重要理念之一，目前不主张在老年髋部骨折围手术期常规留置导尿。若患者发生急性尿潴留，则应在术后24 小时内尽快拔除尿管。丹麦的一项加速康复外科护理路径指南指出，如患者无特殊病情变化，术后 4 小时应停止静脉输液，术后 6 小时停止吸氧。因此，护士应动态、连续地对患者的管路进行评估，满足拔管指征时应尽早拔除管路。对于不能早期拔除管路的患者，在患者活动前护士应妥善固定引流管及输液通路，促进患者早期活动。

（五）精神心理

髋部骨折大多是意外事件，患者会出现创伤应激、围手术期焦虑和抑郁等负性情绪。有研究表明，术后焦虑、抑郁、惧怕疼痛及伤口裂开、跌倒恐惧、对下床活动存在担忧等会影响患者早期活动的依从性。因此，护士要重视对老年患者心理状态的评估，及时发现患者存在的心理问题和顾虑，并针对性地干预，提高患者的早期活动依从性。护士可通过老年抑郁量表和焦虑自评量表来识别患者是否存在焦虑、抑郁，通过同患者交谈和观察来发现患者对早期下床活动的顾虑，了解患者的精神心理状态，并针对性地通过情绪疏导、健康教育等手段给予个体化的心理支持，使患者能够正确认识早期下床活动的必要性和重要性。

三、早期活动水平评估

目前国际上有多种量表来测量老年髋部骨折患者的早期活动水平，护士可根据临床需求选择合适的量表。

1. 累积活动度（cumulated ambulation score，CAS）评分　由丹麦 Kristensen 教授开发，是量化外科术后早期基本活动能力的量表。CAS 目前有丹麦语、英语、瑞典语、挪威语和意大利语等 11 个版本，2005 年被应用于评估髋部骨折手术后患者的基本活动水平。该量表涉及患者在以下 3 种基本活动方面的独立性：①上下床，即从床上仰卧位到坐到床边，再回到床上并呈仰卧位；②从有扶手的椅子上站起、坐下；③行走（如有必要，可使用助行器）。每项活动的评分为 0 ~ 2 分，能够安全、独立地完成记为 2 分，能够在他人协助下完成记为 1 分，不能完成（尽管有他人协助）记为 0 分。

有 2 种不同的方法计算总分：一种是术后第 1 天的 CAS 评分，即总分为 0 ~ 6 分；另一种是术后第 1 ~ 3 天的 CAS 评分之和，即总分为 0 ~ 18 分。得分越高，活动能力越强。CAS 的评估内容简单易懂，评估所需时间短，适合在临床实践中应用，不会明显增加护士的负担。

2. 艾奥瓦州辅助水平（Iowa level of assistance，ILOA）量表　该量表适用于髋关节置换术后患者的早期评估，测量指标包括患者的活动能力和功能独立性水平以及使用的支持设备。该量表评估患者 5 个方面的功能活动表现：从仰卧位到坐位、从坐位到站立、步行、走上 3 个台阶和步速。前 4 项的评分基于评估者为保证安全执行活动而向患者提供的帮助水平，评分为 0（独立完成）~6 分。步速根据行走 13.4 m 所花费的时间来评定，评分为 0（≤20 s）~6 分（≥70 s）。根据站立和行走时是否使用辅助设备，评分为 0（不使用辅助设备）~5 分（使用助行器）。量表总分为 0 ~ 50 分，其中 0 分表示患者完全独立行走，50 分代表患者完全依赖他人和辅助设备行走。该量表的原始版本使用的是英语，后来被翻译成意大利语，具有良好的信效度。

3. 德莫顿活动指数（de Morton mobility index，DEMMI）　该量表最初是由澳大利亚学者开发的，常用于评估老年患者急性期的活动能力，2012 年开始被用于测量髋部骨折亚急性期的活动能力。DEMMI 评估 5 大活动项目，包括上下床、从坐位站起和坐下、静态平衡、步行和动态平衡，共 15 个条目，总分为 0 ~ 19 分。分数越高表示活动能力越强。

4. Barthel 指数（BI）　BI 是一种基于行为的测量方法，通常用于评估急诊入院的老年患者的活动能力和功能状态。BI 是一个多维度的工具，由

10 个项目组成：进食、床椅转移、个人卫生、如厕、洗澡、活动（步行、使用轮椅活动）、爬楼梯、穿衣、控制大便和控制小便。总分为 0 ~ 100 分，分数越高说明日常生活活动能力越强。

四、早期活动的制约因素

老年髋部骨折术后早期活动是患者恢复骨折前功能水平的关键，是实现短期和长期基本活动独立性的独立预测因素。然而，很多因素会制约患者早期活动。有研究报道，年龄、骨折前的活动能力是影响早期活动的强力而独立的预测因素。查尔森共病指数（CCI）评分较高、美国麻醉医师协会（ASA）评分风险等级较高、衰弱、疼痛和患者对早期活动的认知不当、恐惧、焦虑、术前谵妄、痴呆、术前健康状况欠佳、留置导尿等也是患者术后早期活动的制约因素。

1. 衰弱和术后疲乏　衰弱是一种以生理储备功能降低为主要特征的临床综合征。衰弱会降低老年患者对急性疾病等应激的应对能力，增加跌倒、失能和死亡等的风险。有报道称，衰弱导致超过 50% 的不能独立行走的老年患者早期活动失败。衰弱是影响早期活动的独立危险因素。入院时应对老年髋部骨折患者进行老年综合评估，及时识别衰弱，并给予跨学科团队治疗，以预防功能衰退，提高术后活动的独立性。

术后疲乏是指患者术后出现乏力、失眠、注意力不集中、焦虑等症状，不是由某种原因造成的，而是年龄、生理、心理及社会文化等多因素共同导致的，会对患者的精神和意识造成影响，从而影响早期下床活动和术后康复效果。术后疲乏与患者的睡眠质量和营养状况相关，老年患者多存在睡眠障碍和营养问题，因此护士应加强对患者术后疲乏的管理和预防，为患者营造良好的睡眠环境，同时做好营养评估，通过多学科团队改善患者的营养状况，缓解老年患者的术后疲乏。

2. 疼痛　疼痛是老年髋部骨折患者最常见的临床表现，容易使患者产生不愉快的情绪和感受，增加患者的心理负担和对活动的恐惧，尤其对于股骨转子间骨折的患者，疼痛更常作为一个限制因素。术后切口疼痛是引起患者焦虑、阻碍患者下床活动的主要原因，这是因为早期活动可增加患者的疼痛感。疼痛是可改变的影响因素，护士应加强对患者疼痛的评估，通过安全、有效的疼痛管理，提升患者对疼痛的认知水平，协助患者循序渐进地增加活动强度并及时调整，从而达到缓解疼痛并促进其早期下床活动的目的。

3. **认知障碍** 认知障碍（如痴呆和谵妄）是最常见的限制早期活动的不可改变的因素，与髋部骨折后的功能结局相关。认知障碍患者无法准确表达疼痛，护士也无法获知哪些因素影响其早期活动。由于认知障碍患者的感知能力受损、注意力持续时间短、无法进行有目的的活动及无法遵循指示等，这类患者通常被排除在早期康复对象之外。然而，有研究认为，无论是否存在认知障碍，接受早期康复治疗的老年患者的认知和整体功能都有显著改善，且早期康复治疗能够降低术后谵妄的发生率。还有研究表明，早期康复活动能够使轻度认知障碍患者获益，建议在可能的情况下尽早协助存在认知障碍的患者实施康复活动。

4. **骨折前的活动能力** 骨折前的活动能力是影响早期活动的独立的、不可改变的因素。与骨折前能够独立行走的患者相比，骨折前依赖辅助设备来活动的患者的早期活动延迟或活动水平较低。

5. **年龄及合并症** 80 岁以上高龄患者、存在多种合并症是导致术后活动延迟的重要原因。

6. **术前等待时间** 入院 24 小时后手术与早期活动延迟相关。另外，入院 24 小时后手术与疼痛增加有关，间接影响患者早期活动。

7. **营养状况** 营养状况是老年住院患者预后的重要影响因素，术前患者的营养状况影响患者对手术的耐受能力、术后机体功能的恢复。老年髋部骨折患者通常存在贫血、营养不良（白蛋白浓度 ≤35 g/L）和肌无力。有研究表明，低蛋白血症和低水平的能量摄入可导致肌肉萎缩和活动能力下降。

8. **跌倒恐惧** 跌倒恐惧是老年患者跌倒后的一种负性情绪。在跌倒后的康复阶段，特别是早期康复阶段，患者因害怕再次跌倒而对活动存在恐惧心理。

在患者的年龄、骨折前的活动能力和骨折类型等不能改变的情况下，应加强多学科协作，关注并改善可改变的因素，关注认知障碍和精神心理问题，提高老年髋部骨折患者的早期活动水平，从而改善患者的功能结局。

五、早期活动方案

老年髋部骨折患者的早期活动方案应是明确的且可操作的，对每天、每次的活动形式和活动量做出明确要求，指导患者循序渐进地开展活动，可有效提高早期活动的效果及患者的依从性。

（一）卧位训练（术后麻醉作用消退后 6 小时即开始）

1. 踝泵运动 背伸（向上勾脚）5~10 秒，跖屈（向下绷脚）5~10 秒，最好每小时练习 5 分钟。

2. 股四头肌等长收缩 主动下压膝关节，保持大腿前面的肌群收缩 10 秒，然后放松。

3. 抬臀运动 患者取仰卧位，双手支撑身体，抬高臀部 10 cm，保持 5~10 秒。

4. 屈髋屈膝活动 幅度逐渐增大。

5. 注意事项

（1）避免长时间在膝下垫物，以免造成屈膝屈髋挛缩。

（2）髋关节置换术后以外展外旋为主，两腿间夹枕头，避免双腿交叉。

（3）髋关节置换术后以屈髋小于 50°为宜，避免髋关节内旋。

（4）空心钉内固定术后早期卧位时禁忌做直腿抬高活动。

（二）坐位训练（术后第 1 天开始）

1. 方法 在他人辅助下坐起，逐渐过渡到自己独立坐起，仰卧位到坐起应缓慢过渡，避免造成直立性低血压。避免久坐，预防压力性损伤。

2. 注意事项

（1）髋关节置换术患者的屈髋角度不能超过90°。

（2）空心钉内固定术后早期坐位时禁忌做直腿抬高活动。

（三）站立位训练（术后第1天开始）

1. 方法　患者坐在床旁，扶助行器用健肢着地，患肢逐渐负重，以自己能耐受的程度挺髋站立1～2分钟。如果能站稳且无不适，则可以在助行器辅助下练习走路，同时行站立位屈膝和髋关节外展训练。

2. 注意事项

（1）早期下床时间不宜过长，以免加重下肢肿胀（尤其是股骨转子间骨折患者的肿胀通常较明显），活动时间以患者不感到疲劳为宜，注意防止低血压和虚脱。

（2）髋关节置换术后屈髋角度不能超过90°，避免弯腰穿裤子、系鞋带、坐矮凳、坐软沙发、跷二郎腿、盘腿等动作。

（3）空心钉内固定术后早期站立位时禁忌做直腿抬高活动。

六、早期活动的循证干预策略

标准化评估老年患者入院前和现阶段的功能能力，对于制定康复决策、个体化调整患者的活动程度至关重要。另外，家庭是照护和保健的重要组成部分，家庭的支持对于患者的康复非常重要。跨学科的活动干预和规范的活动流程可以在一定程度上克服早期活动的制约因素，进一步提高早期活动的可能性。早期活动的循证干预策略如下。

（一）循序渐进

采取循序渐进的活动方式，从术后的被动活动到床上的主动活动、取半卧位、可坐在床边，最终到可主动坐在椅子上的一系列连续性计划，逐渐增加患者的肌力与运动耐力，保证患者早期活动的安全性和依从性。

（二）家属参与

家属通常是术后患者最主要的照顾者，家属的参与为患者早期活动提供情感支持，同时，家属对早期活动的认知直接影响着患者术后早期活动的依从性，因此家属通过在患者实施早期活动的过程中陪伴并协助患者，给予患者鼓励，可有效建立患者实现功能恢复的信心。

（三）多学科协作

早期活动的最佳效果离不开多学科团队的沟通和协作，护士、骨科医生、康复科医生、物理治疗师、营养师和照顾者等从各自专业的视角，通过知识与技能的互补，实施以患者为中心的早期活动干预方案，确保整个活动过程的有效性与安全性。活动前护士应对患者早期活动的安全性和影响患者早期活动的因素进行充分评估，并通过多学科团队进行干预；物理治疗师通过物理治疗改善患者的下肢肌力和平衡功能；康复师和护士指导患者进行床上活动和下床活动。

（四）完善和规范早期活动流程

老年髋部骨折患者多病共体、病情复杂，应制订基于患者病情级别的早期活动方案和规范化流程，对患者的早期活动进行规范化管理，规避护理风险，提高护士的风险防控能力，促进早期活动方案安全、有效地实施。

七、总结

术后早期活动是 ERAS 的重要组成部分，其成功实施离不开全程、持续、动态的活动安全性评估，离不开围手术期的疼痛管理、液体管理、管路管理、营养支持等其他措施的配合及多学科团队的支持。在临床实践中，应以最佳循证证据为基础，制订个体化的术后早期活动的具体方案，并将早期活动融入以患者为中心、多模式干预的临床护理路径中，尽可能改善患者的康复结局。

参考文献

［1］ BECKMANN M，BRUUN - OLSEN V，PRIPP AH，et al. Effect of exercise interventions in the early phase to improve physical function after hip fracture-A systematic review and meta-analysis. Physiotherapy，2020，108：90 - 97.

［2］ 田孝东，杨尹默. 理念更新引领行为进步：《加速康复外科中国专家共识及路径管理指南（2018 版）》外科部分解读. 协和医学杂志，2018，9（6）：485 - 489.

［3］ 王恬，陆海英.《老年髋部脆性骨折病人照护最佳实践标准》要点解读. 护理研究，2020，34（7）：1295 - 1299.

第四章
二次骨折预防

脆性骨折患者是遭受再次骨折的高危人群。与同龄的、未发生骨折的老年人相比，发生过脆性骨折的患者将来发生再次骨折的风险增加 2~3 倍。发生第 1 次骨折后 1 年内二次骨折的发生率为 9%，5 年内二次骨折的发生率为 20%。无论是对于医疗机构，还是对于国家老年照护系统，由此所面临的挑战都是巨大的。对第 1 次骨折进行干预，打破脆性骨折的恶性循环，防止二次骨折，是改善第 1 次骨折治疗效果的重要环节。

护士在患者二次骨折的预防中扮演着协调者、评估者、教育者、实施者和评价者的角色。在健康老龄化的大背景下，在健康中国行动中，以满足老年患者的健康服务需求为导向，建立综合、连续的骨折后骨质疏松管理体系，通过多学科团队协作，填补骨折后骨质疏松管理的缺失，可有效预防二次骨折。因此，本章旨在探讨基于循证医学的二次骨折预防策略，明确护士在二次骨折预防中的角色，为我国构建本土化的、以护士为主导的二次骨折预防体系提供借鉴。

第一节　骨质疏松的健康教育

骨质疏松是老年人发生脆性骨折、失能甚至死亡的重要原因，已成为重要的公共卫生问题之一。骨质疏松虽然是与年龄相关的退行性疾病，但与遗传、营养状况、生活方式、精神和情绪、经济和文化水平等因素密切相关。科学防治骨质疏松可以延缓老年骨质疏松的进程，从而最终实现预防骨折及二次骨折、推进健康老龄化的目标。

健康教育是一种有计划、有组织、系统性的教育活动，可以对被干预者的生活方式及行为产生一定的影响，从而减少影响疾病发生和发展的危险因素，有利于维持被干预者的身体健康或疾病预防，从而提升生活质量。在《"健康中国2030"规划纲要》提出的完善老年健康服务体系的6个环节中，老年人的健康教育是重要的一环。

老年骨质疏松具有症状隐匿、容易被忽视的特点，开展骨质疏松的健康教育可以提高患者对于骨质疏松的认知水平，改变不良的生活方式，提高骨质疏松治疗的依从性，从而预防骨折及二次骨折。因此，开展骨质疏松的健康教育是骨质疏松治疗的重要环节。面向脆性骨折患者及照顾者开展的骨质疏松健康教育的内容包括饮食指导、运动指导、膳食补充剂的应用指导、用药指导等，旨在促进老年患者养成健康的生活方式，提高老年人的骨健康素养。

一、饮食指导

在骨质疏松的治疗中，食补优先，应尽量从日常饮食中获取钙。中华医学会建议老年人钙的推荐摄入量为 1000 ~ 1200 mg/d，维生素 D 的推荐摄入量为 800 ~ 1000 U/d，饮食中钙和维生素 D 的供给量不足时再选择钙剂和维生素 D 制剂来补充。

1. 满足钙的需要量　在家庭日常饮食中，牛奶、鸡蛋、豆制品、海带、紫菜、虾皮、芝麻、海鱼、绿叶蔬菜（如油菜、小白菜、空心菜）、坚果等的钙含量较高。食补时不能只看食物中钙的含量，还要关注食物中钙的吸收率。乳类及其制品不仅富含钙质，钙的吸收率也很高，是钙的良好来源，其中最重要的是牛奶。100 mL 牛奶含钙 100 ~ 120 mg，若每天饮用牛奶 250 mL，能够从中获得 250 ~ 300 mg 的钙。很多老年患者存在乳糖不耐受的情况，可选择低乳糖牛奶、舒化奶（无乳糖奶）或酸奶。通过食用绿叶蔬菜 300～500 g 能够摄入 500 mg 的钙。仅仅通过摄入牛奶和绿叶蔬菜，老年患者就能达到每天 800 mg 的钙摄入量。

2. 满足维生素 D 的需要量　维生素 D 最重要的作用是促进钙吸收，如果缺乏维生素 D，钙的吸收率只有 10%，因此不能忽视维生素 D 的补充。多数老年脆性骨折患者存在严重的维生素 D 缺乏，因此，护理人员在健康教育中应加强对老年患者补充维生素 D 的认知教育。

晒太阳是补充维生素 D 的主要方式，充足的光照对维生素 D 的合成和钙质的吸收起到关键作用，建议每天将尽可能多的皮肤暴露于阳光下 15～30 分钟。需要注意的是，室内隔着玻璃晒太阳对皮肤合成维生素 D 完全没有作用，要想达到较好的补充维生素 D 的效果，应告知老年患者多在户外或打开窗户晒太阳。但需注意避免受到强烈日光的照射，以免灼伤皮肤。同时指导老年患者多进食富含维生素 D 的食物，如鸡蛋、动物肝脏、瘦肉等。

3. 满足优质蛋白质的需要量　蛋白质、氨基酸是合成骨骼有机质的主要原料，是骨骼生长所需的重要营养素。饮食中的蛋白质可以加快小肠对钙的吸收。蛋白质的缺乏会影响骨基质与钙盐的结合。氨基酸中的赖氨酸、精氨酸可促进钙盐的吸收，有利于维持骨的正常代谢。鸡蛋、大豆、豆制品、瘦肉、牛奶中都含有丰富的优质蛋白质。

二、运动指导

适当的运动锻炼对于保持骨健康和防治骨质疏松具有积极作用。运动产生的机械应力刺激对骨的生成、改建有重要作用：可以促进钙、维生素 D 的充分吸收，促进骨的良性代谢，维持骨结构，抑制骨吸收，促进骨生成，延缓骨质疏松的发生和发展。缺乏机械应力的作用时，不但会出现明显的骨钙丢失，肌力也会减退，这不仅会加快骨质疏松的发展，还会影响肌肉的力量，容易引起跌倒，导致脆性骨折。

患有骨质疏松和已发生脆性骨折的老年患者不适宜进行负重过大和爆

发力过强的运动。以下 3 种运动适合老年患者：负重有氧运动、抗阻运动和柔韧性训练等。

1. **负重有氧运动** 负重有氧运动是指户外站姿下的有氧运动，例如快走、慢跑、爬山、跳舞、骑自行车、打太极拳等。这类运动可以有效保证整个骨骼的纵向压应力，让全身的骨骼处于持续负重状态，有效减少骨量丢失。与此同时，在户外运动中所接受的紫外线照射还能促进维生素 D 的合成，促进钙的吸收。

2. **抗阻运动** 抗阻运动是肌肉在对抗外界阻力的过程中所做的主动运动，通常又叫作力量训练。方法是通过借助某些机械的阻力（如哑铃、阻力带、杠铃等）来实现对抗。抗阻运动已被证实能够提高和维持骨密度。

3. **柔韧性训练** 柔韧性训练能增加关节活动度，有助于身体保持平衡，防止跌倒。简单的柔韧性训练包括屈曲、伸展、转动关节等，但训练时应注意避免过度弯腰，以免发生压缩性骨折。

适当的运动可以让身体获得和保持最大的骨强度，但老年患者要注意把握运动量，循序渐进，切忌剧烈运动。运动的时间、频率可以根据所选择的运动项目、动作及老年患者的主观感受来决定，以不感到疲劳且坚持每周 2 ~ 3 次、每次 30 ~ 60 分钟为宜。老年患者可根据自身情况逐渐增加运动强度和频率，以便达到适宜的运动强度和最佳的运动效果。体能较差的患者一定要在医护人员的指导和监测下进行运动。因骨折或某种原因而需短期或长期卧床者也需每日坚持进行床上的主动和被动运动，以最大限度地减少骨量流失。

三、膳食补充剂的应用指导

1. **钙补充剂** 对膳食钙摄入量不能达标以及钙需求量相对较高的老年人群来说，可选择钙剂作为膳食钙以外的来源来预防和治疗骨质疏松。老年人平均每日能从饮食中获取约 400 mg 钙，故平均每日应额外补充的钙的量为 600 ~ 800 mg。有很多钙剂可供选择，不同的钙剂中钙的含量不同，其中碳酸钙中的钙含量为 40%，葡萄糖酸钙中的钙含量为 9%，乳酸钙中的钙含量为13%，枸橼酸钙中的钙含量为21%，磷酸氢钙中的钙含量为23%。这些制剂中钙的吸收率与全脂牛奶相似（大约为30%），适宜不同的人群。碳酸钙 D_3 的钙含量高，吸收率也高，是常用的钙补充剂，每片含有钙600 mg、维生素 D_3 125 U，每次口服1片，每日1～2次，但有胃胀、结石和便秘的患者需要慎用。枸橼酸钙的水溶性好，钙的吸收不依赖胃酸，更适合老年患者。乳酸钙、葡萄糖酸钙的钙含量相对偏低，适用于钙摄入量稍不足的人群。

钙剂的选择要考虑其安全性和有效性，高钙血症时应避免使用钙剂。此外，应注意避免大剂量补充钙剂，因其可增加肾结石和心血管疾病的发生风险。

2. 维生素 D 补充剂　关乎骨骼健康最重要的营养素是维生素 D 和钙，然而只有很少的天然食物中含有足量的维生素 D。日光照射和摄入维生素 D 补充剂是人体获取维生素 D 最主要的途径。维生素 D 用于治疗骨质疏松的剂量为800～1000 U/d（25～40 μg/d）。国际骨质疏松基金会建议，老年人血清25－羟维生素 D 的水平应等于或高于30 ng/mL，以降低跌倒和骨折风险。临床应用维生素 D 制剂时应注意个体差异和安全性，定期监测血钙和尿钙，酌情调整剂量。

四、用药指导

发生脆性骨折的老年患者往往需要使用抗骨质疏松药物进行治疗，双膦酸盐类药物是临床应用最广泛的抗骨质疏松药物。然而，不恰当的用药方法会降低药物吸收率，影响药物效果，增加不良反应的发生风险。

1. 口服双膦酸盐的用药指导

（1）清晨空腹服用。

（2）用大量（200～300 mL）白水送服。

（3）服药后30分钟内避免平卧，应保持直立体位（站立位或坐位）。

（4）30分钟内应避免摄入任何饮食和药物。

（5）延迟3～4小时服用钙补充剂。

（6）口服后会出现反酸、腹胀等症状，反流性食管炎和胃十二指肠溃疡患者慎用。

口服双膦酸盐类药物的用药依从性较差，通常是由于药物的副作用。在口服药物的治疗中，胃肠道不适是患者终止治疗的常见原因。双膦酸盐类药物引起的下颌骨坏死（ONJ）少见，多见于恶性肿瘤患者、口腔疾病患者、静脉输注大剂量双膦酸盐类药物的患者。良好的口腔卫生和定期的口腔护理可以减少这种风险。对患有严重口腔疾病或需要接受牙科手术的患者，不建议应用该类药物。进行牙科手术与双膦酸盐类药物的使用应至少间隔3个月。

2. 静脉输注双膦酸盐的注意事项

（1）应注意肾功能，肌酐清除率小于 35 mL/min 的患者禁用。

（2）输注前须充分水化，输注液体不少于 250 mL，用药期间多饮水。

（3）最常见的不良反应是流感样症状，包括发热以及骨骼、关节及肌肉疼痛、乏力。症状明显时，应用非甾体抗炎药可缓解。

缺乏用药相关知识、缺乏指导、治疗信念不足、副作用及患者感受不到治疗的益处常导致患者抗骨质疏松治疗的依从性很差。护理人员应根据患者的骨折风险、药物类型和生活方式，给予个体化的用药指导，通过指导患者正确服药和报告副作用，评估和提高其依从性；同时针对治疗目标和获益、药物治疗方案和药物副作用的识别，对患者进行相关宣教。

治疗骨质疏松，除了坚持药物治疗外，健康的生活方式（均衡饮食、保证钙质的摄入、适量运动等）必须与药物治疗"齐头并进"。健康的生活方式是保证老年骨质疏松患者健康的基石。加强骨健康教育、增强老年患者对骨质疏松的自我管理意识、提高老年患者的骨健康水平应贯穿老年髋部骨折患者护理工作的全过程。

第二节　跌倒的预防

　　跌倒是老年人骨折最常见的原因，通常是从站立位跌倒。跌倒导致骨折是老年人住院最主要的原因之一，且老年人在骨折后 1 年内因并发症而死亡的风险很高。我国每年有 4000 多万老年人至少发生 1 次跌倒，其中 10% 的老年人会遭受严重的伤害，50% 的老年人会再次或多次发生跌倒。因此，预防跌倒是预防脆性骨折及降低二次骨折发生率的关键。

　　骨质疏松最严重的后果是脆性骨折，而跌倒是老年人发生脆性骨折最常见的原因。多数脆性骨折患者需要住院治疗，并可能出现严重并发症甚至死亡。因此，做好骨折后跌倒危险因素的评估和预防对于预防二次骨折至关重要。脆性骨折是发生再次骨折的预测因素，一旦确诊脆性骨折，需要在处理骨折的同时进行抗骨质疏松治疗和预防再次跌倒。

一、跌倒的原因和危险因素

　　评估老年人跌倒的危险因素是老年综合评估的重要部分，能够为跌倒预防的循证干预提供依据。跌倒风险评估和跌倒危险因素的评估详见第二章第二节。

二、跌倒的预防策略

　　预防跌倒是预防骨折的关键。跌倒和跌倒恐惧会导致活动能力受损，对再次跌倒的恐惧会导致患者孤独、自尊受损、焦虑和抑郁。因此，即使未发生骨折，也必须考虑跌倒或多次跌倒所造成的影响。

　　1. 概述　老年人的跌倒预防主要分为 3 个部分：识别高危老年人群，消除生活中可能导致老年人跌倒的常见危险因素，营养及医学预防。

（1）识别高危老年人群，科学评估跌倒风险。对于已经发生脆性骨折的老年患者，护理人员应协助家属共同找出跌倒的原因及危险因素，同时评估老年患者的跌倒风险，据此制订跌倒预防方案及措施。在评估跌倒风险的同时，护理人员还应重点关注最容易发生跌倒的老年人及跌倒的高发时间和地点。①存在以下 1 个或多个因素的老年人最容易发生跌倒：年龄超过 65 岁；曾有跌倒史；贫血或血压不稳定；患有认知障碍或神经系统疾病（抑郁、脑卒中、帕金森病、小脑疾病），或者经常有头晕发作；存在尿频、尿急症状；存在肢体感觉、运动功能障碍；存在营养不良、衰弱；步态不稳；视力、听力较差；独居、缺乏照顾者；服用降压药、利尿药、降糖药、镇静催眠药；存在跌倒恐惧。②跌倒的高发时间和地点：晨起和夜间是最容易发生跌倒的时间段，床旁和卫生间是跌倒的高发地点。老年人起床时跌倒多是由体位改变引起的直立性低血压导致。"起床三部曲"可预防直立性低血压，即睁眼后躺 30 秒再坐起，坐起 30 秒后再站起，站立 30 秒后再走动。

（2）消除生活中可能导致跌倒的危险因素。老年人中绝大多数的跌倒发生在家中，护理人员应重视对居家环境的评估和指导，针对患者的居住环境（包括卧室、客厅、厨房、浴室、台阶和过道等）中存在跌倒隐患处的适老化改造提供指导。①卧室。妥善规划电线和电器，灯的开关位置应触手可及，应加小夜灯以方便老年人起夜。床的高矮要合适，尽量不要用带床裙的床单，以免不慎被绊倒。②客厅。注意尽量不使用地毯（容易松动且摩擦力大，更易导致跌倒），家具尽量少，常用物品应置于方便拿取之处；少用带轮子的座椅，椅子应带扶手，且高度应适宜（低矮的椅子不利于老年人坐下及站起）。③厨房和浴室。除了应将炊具摆放于易取的位置之外，厨房、浴室地面的防滑十分容易被忽视。此外，应考虑使用防滑拖鞋，墙壁和坐便器周围应安装扶手。④台阶和过道。台阶边缘处应贴上醒目的标识，并增加扶手；过道中注意不要堆放杂物，清除过道中的障碍物。⑤另外，老年人最好不要养宠物，宠物在奔跑过程中容易与老年人产生冲撞，也可能绊倒老年人。许多跌倒都与宠物有关。

（3）营养及医学预防。①营养。日常生活中老年人应摄入足量的钙和维生素 D，并多晒太阳，以保持骨骼健康；规律的锻炼可以帮助提高老年人的肌肉力量和肢体协调性，从而预防跌倒。②医学预防。老年人每年应进行一次必要的医学检查和跌倒评估，检查和评估的内容包括生命体征、神经系统、精神和认知状态、视听功能等，必要时到跌倒门诊就医，根据平衡测试、步态和步行速度测试等专业的检查和评估结果，接受针对性的治疗。

2. 跌倒预防策略　老年人的跌倒预防策略涉及心肺功能训练、上肢力量训练以及下肢力量、协调性和本体感觉训练。

（1）心肺功能训练。心肺功能在生命的各个阶段都十分重要，老年患者可以使用心肺训练仪进行训练。

（2）上肢力量训练。可以利用上肢抗阻力弹力带、重量适宜的哑铃或其他健身器械进行训练。时间和条件允许的老年人可以考虑参加老年瑜伽等集体训练。

（3）下肢力量、协调性和本体感觉训练。可以通过下肢抗阻力弹力带进行腓肠肌的牵拉，这是一种非常方便、经济、有效的下肢训练方法，适用于老年人居家训练；条件允许者可以使用康复踏板车等进行下肢有氧运动。可以通过瑜伽球、平衡垫等进行身体平衡性和协调性的训练。有相当一致的证据表明，在低至中等跌倒风险的老年人群（通常为居住在社区的老年人群）中，多组分的锻炼计划，包括旨在改善平衡性和肌肉力量的渐进性的、规律的运动能够加强患者的保护性反应，降低严重跌倒和非椎体骨折的风险。

另外，有些跌倒评估方法本身就是一种治疗性训练。例如，平衡测试和步态测试是不需要借助器械而又适合老年患者的训练方式。护理人员为老年患者提供居家训练指导时应针对老年患者的个体条件选择适宜的训练方式。

老年人跌倒的预防需要通过老年患者自身的配合、对居家生活环境的改造、社会管理水平的提高以及加强护理指导和健康干预等来共同完成。

第三节 骨折联络服务

为应对脆性骨折的严峻形势，国际脆性骨折联盟（FFN）发布全球行动呼吁，强烈支持有效的二次骨折预防策略。通过多年的实践，骨折联络服务在国际上被广泛认为是二次骨折预防的最佳方法，这项服务能够有效降低未来二次骨折的发生风险。尽管如此，目前全球范围内相当一部分老年患者在发生脆性骨折后，其骨质疏松仍未得到规范的诊断和治疗。期望老年骨科护理人员能够通过本节的学习，加强二次骨折预防意识，并能够通过循证干预实施跌倒和二次骨折的预防策略。

一、骨折后骨质疏松的管理现状

骨质疏松及其导致的脆性骨折可防可治。然而，骨质疏松的防治现状不容乐观。据统计，脆性骨折后仅有20%的患者得到了骨质疏松的筛查和风险评估，仅有不足20%的女性和不到10%的男性接受了恰当的治疗来预防未来的二次骨折。我国骨质疏松的整体诊疗率较低，且地区、城乡间存在较大差异。据报道，我国脆性骨折后接受抗骨质疏松药物治疗的患者比例不足25%。

至于由谁来为脆性骨折患者提供再次骨折的二级预防，目前还缺乏明确的临床责任划分。骨科医生重点关注骨折后的手术和术后康复情况，内分泌科医生或初级保健医生则通常负责治疗骨质疏松，而骨质疏松专家（通常是内分泌科医生）通常没有机会接触到发生脆性骨折的骨质疏松患者，初级保健医生通常只有在骨科医生的建议下才会实施骨质疏松的治疗。国外有学者的隐喻性描述一针见血地指出了问题的实质："骨折患者的骨质疏松管理是由骨科医生、初级保健医生和骨质疏松专家组成的'百慕大三角'，骨折患者消失在其中。"另外，缺乏适当的咨询或沟通往往导致许多患者过早停止治疗。骨折后骨质疏松的管理缺口持续存在，导致了脆性骨折循环（图4-1）。

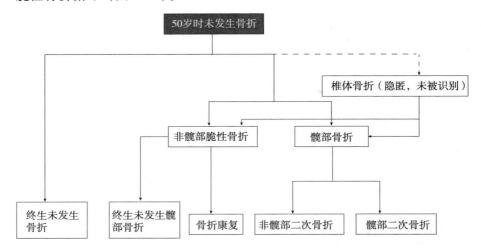

图 4-1　脆性骨折循环

50 岁以后发生脆性骨折的风险增加，若经过及时的骨质疏松预防和治疗，可终生不发生脆性骨折；若未经适当的骨质疏松预防和治疗，发生非髋部骨折和隐匿性椎体骨折的风险增加。而多数患者在第一次脆性骨折后并未得到充分的骨质疏松评估和治疗，因而发生髋部二次骨折、非髋部二次骨折的风险增加。骨质疏松管理缺口持续存在，发生髋部二次骨折和非髋部二次骨折的风险增加，从而导致脆性骨折恶性循环〔引自：英国卫生部（2010）《疾病的临床负担和经济影响》〕

二、"攻克骨折"行动

2012 年国际骨质疏松基金会（IOF）在全球范围内启动了"攻克骨折"行动，发布了骨折后二次骨折预防指南及国际认可的最佳实践框架，呼吁对脆性骨折患者提供标准化的骨质疏松管理，旨在填补骨折后骨质疏松管理缺口，提高患者、医疗机构、骨质疏松和跌倒预防机构对老年脆性骨折的认知，降低世界范围内二次骨折的发生率。实现这一目标最有效的方法是实施基于协调员的骨折后护理模式，后者被称为"骨折联络服务（fracture liaison service，FLS）"。近年来，在 IOF 的推动和指导下，亚洲、澳洲、欧美等地的多个国家根据自身的国情和临床经验开展了多种模式的骨折联络服务，有效提高了骨质疏松的筛查率和治疗率，降低了再发骨折风险。

三、骨折联络服务

（一）定义

FLS 是一个集脆性骨折患者识别、评估和治疗于一体的全面诊疗体系，其核心角色是骨折联络协调员。FLS 是一个使骨折联络团队有效运作，从评估、教育、治疗、随访等多个层面对骨折后骨质疏松进行全面管理的综合体系，是目前公认的预防二次骨折发生的最佳方法。FLS 的核心目标包括以下方面：识别脆性骨折病例；基于循证－危险分层，识别脆性骨折的主要危险因素和次要危险因素；按照相关指南给予个体化治疗；提高患者长期治疗的依从性。

FLS 由多学科协作团队完成，团队成员可能包括卫生系统内的骨质疏松临床医生（通常是内分泌科、风湿免疫科或老年科医生）、骨科医生、老年科或老年创伤科医生、资深的放射科医生、相关专科护士、物理治疗师和其他医疗保健专业人员、跌倒相关机构的工作人员、负责开发和（或）安装骨折联络服务数据库的信息技术人员、初级保健医生、家庭医生等。

这种服务模式有多种称谓，其在欧洲和澳大利亚被称为"骨折联络服务""低创骨折联络服务"，在加拿大被称为"骨质疏松协调员项目""骨质疏松标准护理项目"，在美国被称为"个案管理项目""骨骼健康项目"。虽然名称不同，但其实质都是通过系统方法来实施二次骨折预防。

（二）FLS 的起源与发展

早在 1999 年和 2000 年，位于英国格拉斯哥地区的 2 家教学医院率先启动了 FLS 项目，随后澳大利亚、日本、新西兰、新加坡等国家结合自身情况和临床经验也陆续开展了 FLS。2012 年，IOF 开始积极推动 FLS，这种模式得到了多个国家的政府、专业医疗机构、国家骨质疏松协会的认可。

（三）护士在骨折联络服务中的角色——骨折联络协调员

在各种形式的骨折联络服务项目中，其核心均是专职的骨折联络协调员。骨折联络协调员通常由一名临床护理专家担任。其任务一方面是建立以骨折联络协调员为核心的全程医护计划，另一方面则是通过帮助识别、检查、启动治疗和随访，缩小骨折后骨质疏松管理的缺口。骨折联络协调员负责脆性骨折后的全程骨质疏松管理，包括确定纳入研究的患者，登记和建立临床数据库，评估患者的既往史，安排针对骨质疏松的必要检查，记录、评价、跟踪诊疗进展，同时开展脆性骨折患者骨质疏松和跌倒的预防教育，以及推荐或转诊患者。国外有研究对骨折联络协调员的作用进行了荟萃分析，结果表明，骨折联络协调员最重要的作用是向患者及家属解释骨质疏松评估和管理的必要性，这一点体现了骨折联络协调员在患者教育管理方面的核心作用。许多研究已经证实以骨折联络协调员为主要贡献者的 FLS 项目的有效性。

骨折联络协调员在某些研究中也被称为项目经理、病例管理者。在国外实施 FLS 的机构中，骨折联络协调员通常由经验丰富的高级实践护士、临床护理专家或注册护士、专科护士来担任。有研究证实，卫生专业人员之间对脆性骨折的管理方式大致相同，护士和医生在骨折患者的识别、评估和制订治疗建议等临床决策方面的一致性达到 75% 以上，充分证明护士能够独立、有效地管理 FLS。骨折联络协调员应具备适当的技能和资格来处理脆性骨折患者，但目前骨折联络协调员的培训和准入尚没有统一的标准。骨折联络协调员多为注册护士或专科护士，他们在学历水平、临床经验等方面存在差异。一般来说，注册护士具有大学学历；而专科护士具有高级研究学位，且具有丰富的专业知识。专科护士最常见的角色是执业护士和高级护理专家，他们能够确保患者的管理得到改善，相关工作得到优化。因此，有必要界定骨折联络协调员的专业资格，以便进行适当和安全的干预。

在我国，由于临床诊疗环境、护理人力资源、多学科协作的现状、专科护士的发展等的限制，目前尚未实现以护士为主导的 FLS 模式。

（四）FLS 的实施流程

FLS 实施过程中包含 4 个核心要素：识别脆性骨折患者、评估骨质疏松及跌倒的风险、根据指南启动骨质疏松的治疗和随访监测（图 4-2）。在这 4 个要素中，国家和地区因医疗环境和医疗资源的差异，实施的策略、方法有所不同。

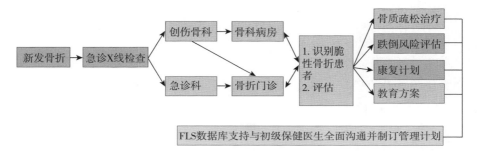

图 4-2 基于医院的 FLS 流程

1. 识别　确定脆性骨折患者是实施 FLS 的第一步。脆性骨折患者的识别和确认是由 FLS 协调员协助急诊、门诊、放射科医生共同完成。国际骨质疏松指南指出，50 岁以上人群发生骨质疏松的风险大大增加，因此在门诊、急诊、住院环境中，应重点识别 50 岁以上的髋关节、腕关节、椎体、肱骨等部位骨折的患者。椎体骨折非常常见，但由于椎体骨折的症状隐匿、不典型，很容易被忽视，因此，特别强调对椎体压缩性骨折人群的识别。在多数 FLS 项目中，病例识别是由 FLS 护士负责的。在不同的医疗环境中，病例识别的具体方法、途径、策略和标准有所不同。

2. 评估

（1）骨质疏松和跌倒的危险因素评估见第一章和第二章。

（2）骨密度检查。目前对于骨密度检查的适应证，各方的意见仍不统一。有研究认为年龄小于 75 岁的低能量损伤骨折患者应行骨密度检查；而英国国家临床技术评价指南指出，年龄大于 75 岁的低能量损伤骨折患者没有必要做骨密度检查，而应直接进行抗骨质疏松治疗。

3. 治疗　干预治疗包括抗骨质疏松药物治疗和非药物干预。脆性骨折患者应按照国家、区域、地方的管理指南进行抗骨质疏松药物治疗。除此之外，还应考虑非药物干预，如关于生活方式危险因素和跌倒预防的健康教育。应将跌倒高风险患者转诊到跌倒预防机构。

（1）药物治疗见第一章。

（2）非药物干预。跌倒风险评估和早期干预是治疗的一部分。通过全面的病史采集、视力筛查及移动能力测试来评估跌倒风险。通过评估确定是否需要进行早期干预，如使用助行器、家庭访视、理疗等。鼓励不坐轮椅的（特别是以前久坐不动的）患者参与运动，包括力量和平衡训练（旨在防止社区老年人跌倒）、个人理疗运动（针对身体活动受限的患者）和以社区为基础的锻炼（如太极拳）。

4. 随访监测　与其他慢性疾病一样，长期坚持对骨质疏松的治疗至关重要。在 FLS 中，药物治疗的依从性是研究者最关注的。老年骨质疏松的管理往往表现出几个特点：老年综合评估和跌倒预防至关重要，患者的健康教育必须适应老年患者的认知功能，治疗往往需要不断调整。药物治疗的依从性差是很多老年患者的共同问题。双膦酸盐是治疗骨质疏松的一线用药。静脉输注双膦酸盐有助于提高治疗的依从性，静脉用双膦酸盐每年应用 1 次而且通常是在医院内使用，然而这类药物的应用普及通常受到国家医保政策的限制。非住院治疗（口服双膦酸盐、降钙素、雷洛昔芬或特立帕肽）的患者需要定期随访以保证依从性和监测药物不良反应。及时识别不依从的危险因素也是 FLS 的重点，如使用双膦酸盐可能会导致口腔问题，可能由此导致患者放弃骨质疏松的治疗。另外，医疗保健资源的可及性也是影响患者依从性的重要因素之一。

（五）FLS 的模式

FLS 的实施是降低再骨折风险和相关死亡率的一种经济、有效的方法。然而，FLS 模式在不同的医疗保健机构有很大的异质性，目前全球有 20 多种不同模式的 FLS 项目，一些项目模式仅侧重于骨质疏松评估或患者教育，而另一些项目则包含完整的骨质疏松筛查、评估、检查、治疗和随访监测。因各个国家的卫生保健环境和医疗资源不同，FLS 的模式也有所不同。

广义上，FLS 可分为两大类：一类为直接干预，即评估和治疗；另一类为间接干预，即患者教育。患者教育对于任何 FLS 都是重要组成部分，然而，简单的教育干预对预防二次骨折没有任何临床意义。因此，目前的观点认为，宣教不应作为 FLS 的核心干预措施。而直接干预对提高患者的治疗依从性、降低二次骨折发生率的效果显著。

根据 FLS 项目所提供的服务的强度不同，Ganda 将 FLS 模式划分为以下 4 类（表 4 - 1）。

A（3i）类型：二次骨折预防的系统方法，包括完整的识别、评估、治疗和监测随访过程。这种类型的干预强度最大，是最具成本效益的服务模式。

B（2i）类型：包括识别和评估，以及转诊到社区医院或初级保健医生处治疗；与 A（3i）不同的是，2i 模式中由初级保健医生负责启动治疗。

C（i）类型：侧重于筛查骨质疏松患者，并告知患者和初级保健医生，但不进行评估和治疗。此种模式的干预强度较小，患者只接受骨质疏松教育和包括预防跌倒在内的生活方式教育，没有进一步的评估和治疗措施。

D（0i）类型：强调通过健康教育提高骨折患者的骨健康知识水平，全程没有医生参与。这种模式对降低再次骨折的发生率没有作用。

表 4 - 1　4 种常见的 FLS 模式

FLS 模式	干预内容
A（3i）	识别，评估（危险因素，血清学检查，骨密度），启动治疗，监测随访
B（2i）	识别，评估，向初级保健医生提出治疗建议
C（i）	对患者进行健康教育，提醒初级保健医生对患者进行评估和治疗
D（0i）	仅对患者进行健康教育

近年来，随着对 FLS 研究的深入，有学者提出最初的"3i"模式强调启动治疗，但缺乏对依从性的关注，因此提出了关注长期治疗依从性的第 4 个"i"。2016 年，我国台湾南部的一家三级医院的智能医疗病例管理系统采用了"5i"模式，即通过人工智能（artificial intelligence，AI）自动识

别所有椎体和髋部骨折患者，自动集成评估信息，由 AI 系统帮助专业人员提供适当的治疗建议，并识别不依从的患者，提醒医生和病例管理者重新评估和调整治疗。该项目于 2017 年被 IOF 评为 "100% 黄金计划"。

（六）FLS 的国际标准

实际上，不同国家甚至同一国家不同地区开展的 FLS 的模式也有所不同。为建立二次骨折预防的国际通用标准，IOF 于 2012 年提出了最佳实践框架（best practice framework，BPF），通过 13 项评估标准规范各医疗机构的 FLS 项目的质量。BPF 定义了实施 FLS 的国际标准，包括患者识别、患者评估、骨折后评估时间、椎体骨折的识别、评估指南、骨质疏松的次要原因、跌倒预防服务、综合评估、药物治疗、用药评估、联络方案、长期管理和数据库等 13 项标准。每项标准又分成一级、二级、三级水平，分别用金、银、铜表示。全球各地的医疗保健系统有很大的差异性，在不同国家和地区建立的 FLS 也可能会在功能和效果方面有很大差异。为此，IOF 征询了许多已建立 FLS 的国家的专家意见，并进行 β 测试，以确保这些标准在国际上完全适用。

FLS 是 IOF 推荐的骨折后骨质疏松的最佳管理模式，但我国目前除了香港和台湾外，实施 FLS 的医疗机构尚在少数。目前，在我国的医疗机构中，对骨质疏松的识别和管理主要由老年科医生和内分泌科医生主导，而骨折的治疗主要由骨科医生主导。在目前我国多数医疗机构多学科协作诊疗尚未发展完善的背景下，骨科医生和内分泌科医生、老年科医生的沟通与协调渠道尚不成熟，导致骨折后骨质疏松的规范化管理缺失。因此，为了减少二次骨折的发生，寻求一种适合我国文化和医疗现状的 FLS 模式势在必行。

二次骨折预防是老年髋部骨折的治疗目标之一，FLS 的实施为脆性骨折后的骨质疏松管理开辟了新的途径，对于降低二次骨折的发生率具有积极意义。而目前 FLS 在国内仍然处于探索阶段，护士作为二次骨折预防的核心成员，在老年髋部骨折的多学科治疗、骨质疏松的诊断和治疗以及维持治疗的连续性方面发挥着重要作用，也应在适合我国的 FLS 工作模式中发挥作用。

参考文献

［1］中华医学会，中华医学会杂志社，中华医学会全科医学分会，等. 原发性骨质疏松症基层诊疗指南（2019 年）. 中华全科医师杂志，2020，19（4）：304 - 315.

［2］中华医学会骨质疏松和骨矿盐疾病分会. 原发性骨质疏松症诊疗指南（2017）. 中华骨质疏松和骨矿盐疾病杂志，2017，10（5）：413 - 443.

［3］胡玲慧，李文豪，邹军，等. 运动对生长期骨骼影响的基础与临床研究进展. 中国骨质疏松杂志，2020，26（5）：746 - 750.

［4］林丽勤，吴美婷，纪清治，等. 核心稳定训练对预防老年骨质疏松症患者跌倒的影响. 中国骨质疏松杂志，2018，24（7）：893 - 895，909.

［5］张盼，张春华，陈美桂. 居家老年人群跌倒预防策略及措施的证据总结. 中国实用护理杂志，2020，36（12）：950 - 955.

［6］梁小芹，彭贵凌，贾云洋. 骨折联络服务在预防老年骨质疏松性二次骨折中的应用进展. 中国护理管理，2019，19（11）：1738 - 1742.

［7］BEAUPRE LA，LIER D，SMITH C，et al. A 3i hip fracture liaison service with nurse and physician co - management is cost - effective when implemented as a standard clinical program. Arch Osteoporos，2020，15（1）：113.

［8］SCHOLTEN DJ，BRAY JK，WANG KY，et al. Implementation of a fracture liaison service and its effects on osteoporosis treatment adherence and secondary fracture at a tertiary care academic health system. Arch Osteoporos，2020，15（1）：80.

［9］JAVAID MK，SAMI A，LEMS W，et al. A patient - level key performance indicator set to measure the effectiveness of fracture liaison services and guide quality improvement：a position paper of the IOF Capture the Fracture Working Group，National Osteoporosis Foundation and Fragility Fracture Network. Osteoporos Int，2020，31（7）：1193 - 1204.

［10］TARANTINO U，IOLASCON G，CIANFEROTTI L，et al. Clinical guidelines for the prevention and treatment of osteoporosis：summary statements and recommendations from the Italian Society for Orthopaedics and Traumatology. J OrthopTraumatol，2017，18（Suppl 1）：3 - 36.

第五章
出院计划与缓和医疗

老年髋部骨折患者术后需要较长时间的康复，在此期间容易发生各种不良事件，如跌倒、感染、慢性病急性加重、营养不良、功能下降等，因此需要连续性的医疗、护理、康复、营养等全人管理，使术后功能尽可能达到最佳水平。在此过程中，出院计划与缓和医疗发挥着重要作用。

第一节　出院计划

一、整合照护和连续医疗

（一）整合照护

1. 整合照护的定义　根据世界卫生组织（WHO）的老龄化与生命历程部门（Department of Ageing and Life Course）的定义，整合照护（integrated care，又译作整合照料）是指将诊断、治疗、照护、康复、健康促进等相关服务的投入（inputs）、递送（delivery）、管理与组织进行综合协调、融为一体的健康服务模式。我国提出的"医养结合""医养融合"正是整合照护这一国际发展趋势的本土化体现。

2. 整合照护共识　相较于传统的老年照护服务的供给方式，整合照护的优势主要是体现了以服务使用者的需求为中心和以提高服务供给效果为中心的双重导向。一方面，服务不再以服务提供者或经费支持为中心，而主要基于对服务的需求，使服务的供给与服务使用者的具体需求相适应，将满足服务使用者个体化和多样化的需求始终贯穿于服务供给的全过程之中。另一方面，照护服务不再以分散化和隔离化供给的形态存在，而是通过加强不同服务管理与服务项目之间的协作与联系，实现各类服务之间的有效整合与无缝衔接，从而提高服务的供给效率与服务质量，以及服务的回应性与可及性。

（二）连续医疗

1. 连续医疗的定义　是指随着社会经济的发展和医疗服务模式的转变，为患者提供连续、协调的健康服务，实现各医疗服务机构之间的无缝衔接。

2. 连续医疗的意义　连续性服务是全科医疗的基本特征之一，可以降低医疗成本、提高医疗的公平性和医疗服务质量。针对患者不同阶段的康复需求，以患者和家庭为核心提供大型医院、社区照护机构、家庭医生上门康护的三角服务，建立双向转诊医疗模式，为患者提供居家康复护理治疗、指导，从而有效减轻患者的功能障碍及心理障碍对生活质量的影响，为患者家属减轻生活负担，让患者成为自身健康的管理者。

二、出院计划在老年髋部骨折管理中的重要性

出院计划（discharge planning）被认为是使患者得到有效的连续护理的基础保证，为患者制订并实施有效的出院计划在发达国家已经得到越来越广泛的医疗护理工作者和政府健康主管部门的认可和重视。实施出院计划有助于促进老年髋部骨折患者的功能恢复。虽然目前我国的医务人员已经意识到加强连续护理的意义和作用，并提出了若干促进健康的综合服务

模式，但由于我国老龄化人口数量的激增、住院周期的缩短以及社区护理服务资源的有限，国内对连续护理服务的需求尚不能得到充分满足。出院指导只是出院计划中的一步，是对将要出院的患者进行健康指导，而无法有效解决患者出院后所面临的问题，如康复训练、居家安全、日常饮食、服用药物及患者多方面的需求等。

不同于出院指导，出院计划是有目的、有系统、有组织的活动，目的是由医院、家庭、社区共同协调患者出院后的康复问题。出院计划首先考虑患者及其家属的出院需求，根据需求制订出院计划，最终目的是作为住院护理的延伸，使以患者为中心的服务延伸到患者的家庭。出院计划强调患者、家庭成员和社区医院的协同作用，通过建立一种长期的随访制度和动态的、连续的功能康复锻炼指导方式，使老年髋部骨折患者的恢复在出院后仍然处于全程指导与监控之中，使康复计划得以顺利实施。出院计划中的连续护理服务采用的是家庭跟进式护理方式，由护理人员上门，根据患者的恢复情况制订个性化的康复指导，及时指出居家环境中存在的安全隐患以及日常不良活动方式、姿势并制止，并不断强调如何在生活中预防并发症的发生，提高患者术后日常行为的依从性，从而有效地避免术后并发症的发生，促进术后康复，降低再入院率。

三、出院计划的制订

出院计划是美国教育服务中心等部门为急症老年患者的高级护理继续教育项目而设计的，其背景是医疗保障政策的变化导致急症老年住院患者的住院日缩短，患者出院时尚未痊愈，而护理专业人员必须制订出与之相适应的护理模式。出院计划是保障患者从某一环境顺利转到另一环境（包括医院、老年院、患者家中或其亲属家中）的护理过程。出院计划的基本内容包括及早确定出院后需要继续接受护理的患者及其家属的健康教育、相关健康评估和健康咨询，并为患者出院后的医疗、护理做出全面安排，进行相关部门和人员的协调，实施有关计划并进行出院后的随访。其核心是评估和明确健康需求，接洽相关机构或部门，实施并评估出院计划。美国护士协会在其制定的临床护理实践标准中提出，护士的职责包括必须保证患者能够得到连续护理、确定护理目标、制订相应护理计划并提供转诊服务。护士必须及早明确患者的出院需求，评估和安排患者出院后可能需要的相关资源，必须为需要出院后继续接受护理的患者提供个别的指导和咨询服务。

（一）出院准备

老年髋部骨折术后出院的患者往往需要延续性康复护理。为了使患者能够顺利出院，连续照护小组必须综合考虑患者的连续护理、康复训练、医疗、社会需要以及患者的决策能力等要素，确定患者最适宜的出院去向及场所。多学科团队（MDT）应与患者、家属或其他照顾者及其他相关人员协作，以确定最适宜的照护计划。出院回家后照护不当或者转入的机构不合适都可能导致患者再入院。因此，患者及其家属必须做好充分的出院准备。

出院准备服务　出院准备服务是一个完整的过程，内容应包括评估、过程、评价三个部分。出院准备服务的目标是提高患者和家属的自我照顾能力，改善患者的健康状况，以保证家庭和社区之间的连续性照顾，优化成本效益比，提高患者和家属的生活质量，减少患者的住院日和再入院。

（1）评估。对高危患者进行评估，分析患者目前及预期的身心需要。综合评估患者在住院和康复期间独立性和自主性的恢复程度以及出院准备情况，必须考虑的几个因素包括患者的认知状态、活动水平和功能、当前居家环境的适宜性、非正式和正式照护的可及性以及转运和连续护理的可及性等。机体功能障碍的严重程度和日常生活活动能力（ADL）往往决定患者能否在家中得到安全的照护，或者是否需要在专业护理机构或延伸护理机构（疗养院）接受护理。因此，在患者住院期间，要做好出院准备服务，内容应包括出院后仍应继续服用的药物、与疾病和健康状况有关的自我照顾事项、预防性的宣教与计划、有关患者日常生活能力的独立性程度评估、出院后居住环境的评估、患者家庭对患者的照顾能力评估（附录表 I～X）。

（2）过程（计划与执行）。根据患者的整体状况和功能评估结果（骨折前后的自主活动能力、合并症、多重用药情况、骨折后状态、谵妄和康复积极性等）及出院后的关键问题（加强的、全面的康复）制订初步的个性化护理计划。

（3）评价。多学科团队（MDT）共同制订并实施个性化的出院计划，按照需求整合相关资源，确保院外连续康复护理服务的实施，并定期随访，跟踪患者的恢复情况。追踪评价连续照护的有效性及患者自我照顾的有效性。

（二）出院计划服务的人员组成

出院计划是合作性计划，设计及执行该计划的连续照护小组成员可能包括护士、医生、患者及其家属、社会工作者、营养师、物理治疗师、作业治疗师、整合照护师，以及呼吸器等必备医疗仪器设备公司的技师等，护士在其中起着关键作用。

（三）出院计划的目的

出院计划的目的是利用专业人员帮助患者及照顾者在转换医疗照护机构时，实现对患者完整且持续性的照顾，以使者获得最佳的健康状况及生活质量。传统护理方式注重患者住院期间的护理，而忽略了患者出院后的护理。出院计划将患者的病房护理和院外护理结合起来，使患者获得连续性的护理，由此可以更好地满足患者对身心健康的需求，促进患者的康复，提高患者的生活质量。

（四）出院计划的实施

出院计划的具体措施是对患者实施出院计划整个过程的关键，具体措施包括对患者及其家属进行出院计划的教育指导、对患者的辅助器械进行安置、商定患者需要的各种服务、召开病房病例讨论会等。在实施出院计划的过程中，护士要确保出院计划被及时记录并且能根据患者的情况及时更新，在确定患者出院时及时通知家属或者接收患者的机构，提前48小时做好转移患者的准备并确保患者在转运途中保持舒适，提前核对处方药单，确保患者知道出院后的安排。由于出院计划服务是从患者入院开始就贯穿于患者住院始终的，因此，护士在患者住院期间要随时根据患者的情况，协调各个部门，不断修改出院计划，以适应患者的病情发展。总的来说，护士要提供持续的评估以协助患者出院，与患者、家属和各个部门协调以促进有关出院计划的落实。此外，护士还要评估出院计划的风险，以保证患者平稳出院。

护士应将评估后的出院计划传达给患者及其家属，以减少不良事件并防止再次入院。让患者和家属参与出院计划流程有助于使这种过渡更加安全、有效。

出院计划的内容一般包括最佳出院时间、患者出院后所需要的治疗和护理、患者所需要的健康指导、出院后的去向等。其中难点问题为患者出院后的去向。患者可选择回归家庭或者入住康复护理机构。出院计划的制订者必须要根据患者的具体情况进行制订，且要听取患者及家属的意见。

出院计划的实施分为以下 3 个方面。①院内。根据每位患者及家属的健康需求评估结果，实施个性化指导，包括采取床旁"一对一"的方式，对患者及家属讲解疾病相关知识、手术过程、术后注意事项、术后肢体摆放、肢体活动方案、预后、康复、预防并发症的注意事项等。定期举办知识讲座，提高患者对疾病和肢体功能锻炼的认知水平。帮助患者举办老年髋部骨折患者术后康复病友会，动员患者家属参与患者的疾病管理，让患者感受到来自家庭和社会的支持。指导患者以正确的心态接受疾病，告知患者健康的心态和生活方式对疾病康复的重要性，使患者理解经过积极的治疗其可以康复，增强其康复的信心。②出院当日。团队再次评估患者及家属对相关健康知识的掌握情况和院外需求情况，进一步强化患者出院后饮食、功能康复锻炼、心理健康等知识，嘱患者定期来院随诊，与患者及家属商议电话随访的时间，并将患者的评估结果记录在档案中。③院外。出院后 3 天内由主管医生和团队成员共同对患者进行第 1 次电话随访，以后每周 1 次，动态了解患者的居家功能康复锻炼情况、并发症情况等，监督患者进行康复锻炼，及时纠正不正确的锻炼方法，评价患者功能锻炼的依从性和效果，并给予心理指导。

（五）延续性居家康复护理

1. 延续性居家康复护理的重要性　老年髋部骨折是脆性骨折中最常见的骨折类型，具有发病率高、病程长的特点，患者术后的日常生活活动能力不同程度地受限，严重影响老年患者的生活质量。由于患者的住院时间有限，而术后康复过程漫长，延续性康复护理越来越受到重视。研究表明，多元化延续性康复护理可改善患者的心理状态，提高依从性，促进功能康复，提高生活质量。而且居家期间患者和家属不必频繁往返于住所与医院，减少了医院内感染的机会，也可节省家属的时间和精力，对患者家庭起到积极的健康促进作用。因此，探索有效、科学的延续性居家康复护理模式十分必要。

2. 延续性居家康复护理的实施

（1）成立延续性康复护理小组。由骨科医生、内科医生、责任护士、康复人员等组成共照管理小组，对患者进行综合评估并制订延续性康复护理计划，从患者出院后开始实施 6 个月的延续性康复护理。

（2）从共照管理小组中选择一位资深医护人员担任组长，执行出院后延续性康复护理的跟进，跟进方式包括电话随访、入户访视、微信沟通等。

（3）出院前进行用药指导、饮食和生活方式指导、居家环境安全指导、康复训练指导、心理指导，发放髋部骨折康复护理知识宣教手册，指导患者及家属在患者出院后学习并按要求定期复诊。

（4）出院前根据患者的情况和需求，为患者及其家属推荐相应的康复中心、养老机构、居家医疗服务机构，构建连续康复护理体系。

（5）在患者出院后，共照管理小组组长每月电话随访 2 次，依患者需求安排必要的入户访视，及时了解患者的身体情况、康复进展、护理需求、就医需求等，并给予患者和家属指导。对依从性较差的患者增加电话随访次数。

（6）家庭康复锻炼指导。

1）切开复位内固定术后的康复指导。

a. 术后 1 周

目的：减轻疼痛、肿胀，让患者进行早期肌力锻炼和早期活动度锻炼，以避免关节粘连及肌肉萎缩。

康复锻炼内容：麻醉作用消退后开始活动足趾及踝关节，进行踝泵运动和股四头肌、腘绳肌的等长收缩锻炼；术后第 3 天开始进行被动运动锻炼，锻炼后冰敷 10 ~ 15 分钟。

注意事项：术后早期避免直腿抬高。

b. 术后 2 ~ 6 周

目的：维持关节活动度，增强肌肉力量。

康复锻炼内容：髋关节屈曲锻炼，髋关节外展 – 内收锻炼，桥式锻炼，扶拐行走。患侧行走时的负重从体重的 10% ~ 20% 开始，每周增加 5 ~ 10 kg，注意防止跌倒。

c. 术后 6 ~ 12 周

目的：强化关节活动度，强化肌力，提高关节的稳定性，改善步态。

康复锻炼内容：继续加强关节活动度的锻炼；下肢抗阻锻炼，包括直腿抬高锻炼、抗阻髋关节外展 – 内收锻炼、抗阻屈髋屈膝锻炼和坐位抗阻伸膝锻炼；继续进行负重及平衡性锻炼，逐渐至可达到患侧单腿完全负重站立；站立位提踵锻炼；步行及上下台阶锻炼。

d. 术后 3 ~ 6 个月

目的：强化肌力及关节稳定性，全面恢复各项日常生活活动。如果骨折完全愈合，并且达到足够牢固的程度，即可开始以下锻炼。

康复锻炼内容：静蹲锻炼、跨步锻炼、患侧单腿蹲起锻炼、步态训练及日常生活活动能力锻炼。

2）髋关节置换术后的康复指导。

a. 术后 1 周

目的：减轻水肿和疼痛，预防下肢肌肉萎缩，了解并遵守髋关节置换术后的注意事项。

康复锻炼内容：股四头肌、臀肌的等长收缩锻炼；踝泵运动；仰卧位髋关节屈曲 45°锻炼；髋关节外展 – 内收锻炼；坐位伸膝及屈髋（小于

90°）锻炼；站立位髋关节后伸、外展及膝关节屈曲锻炼；助行器辅助下渐进性步行锻炼。

注意事项：避免髋关节屈曲超过90°、内收超过中线或内旋超过中立位（接受后外侧入路手术的患者）；仰卧位时应使用外展垫枕；一次性长时间保持坐位不要超过1小时。

b. 术后2~8周

目的：最大限度地减轻疼痛，控制水肿，无辅助装置下使步态正常化，独立进行日常生活活动。

康复锻炼内容：桥式锻炼，蛤壳式运动锻炼，仰卧位或站立位髋关节外展内收、屈髋屈膝锻炼，站立位髋关节后伸锻炼，微蹲锻炼，步行锻炼。

注意事项：避免髋关节屈曲超过90°、内收超过中线、内旋超过中立位（接受后外侧入路手术的患者）；一次性长时间保持坐位不要超过1小时；避免双腿交替性爬楼梯。

c. 术后8~14周

目的：进一步增强下肢肌肉力量，恢复日常生活自理能力。

康复锻炼内容：抗阻髋关节外展-内收锻炼，抗阻屈髋屈膝锻炼，坐位抗阻伸膝锻炼，双桥锻炼，侧向台阶锻炼，交替上下台阶锻炼。

注意事项：控制活动量，避免在感到疼痛的情况下进行日常活动和锻炼。

（7）家庭护理指导。

1）病情观察。指导患者及家属密切观察生命体征，并做好记录。术后保持患肢处于外展中立位，注意观察切口有无渗血、红肿及脓性分泌物，以及患肢末梢的血供、感觉、温度及足背动脉搏动情况，定期进行伤口换药。

2）饮食护理。由于老年人的肠道吸收功能较差，加之术后由于疼痛饮食量减少，老年患者易发生低蛋白性、低维生素性贫血。营养不良可延缓伤口愈合，因此应鼓励患者多进食营养丰富、易消化、富含维生素的食物，多吃蔬菜、水果，多饮水，以保持大便通畅，增强机体抵抗力，促进伤口愈合。

3）心理护理。大多数老年髋部骨折患者的生活自理能力差，甚至完全丧失，并表现出烦躁、焦虑、恐惧、激动、多语、失眠等，这些心理状态极不利于疾病的治疗和康复。为解除患者的思想负担，使之积极配合治疗，最重要的是给予患者心理安慰。应根据患者的经历、文化水平、生活习惯、业余爱好、家庭情况及经济状况等，采取不同的交谈方式，与患者进行亲切的交谈。个别患者因生活不能自理，但又怕给家人增添麻烦，会控制饮食以减少大小便次数。对于这类患者，应向其说明营养的重要性，鼓励其多饮水、多进食易消化的食物，保持大小便通畅，避免便秘；同时，在生活护理方面，应尽量满足其合理需求，不应表现出任何厌烦情绪。

4）预防并发症的护理。

a. 感染的预防。感染是髋部骨折术后最严重的并发症，患者术前应积极控制血糖，以降低术后伤口感染及不愈合的概率，术后密切观察患者的体温及伤口变化，换药时严格执行无菌操作。术后应鼓励患者咳嗽、多做深呼吸运动，嘱能够活动上肢者多做扩胸运动以增加肺活量。在协助患者翻身时，可以拍击其背部以使积痰易咳出。若痰液黏稠，可给予雾化吸入，每日 2 次。同时还应保持室内空气清新，定时通风，预防肺部感染。嘱患者多饮水，以增加尿量，发挥冲洗膀胱的作用。帮助患者保持会阴部清洁，每日清洗 1~2 次，预防尿路感染。

b. 下肢深静脉血栓形成及肺栓塞的预防。下肢深静脉血栓形成是髋部骨折患者术后常见的并发症。老年患者由于术后体位限制、活动少、血液回流不畅，以及手术出血、血液浓缩，易发生静脉血栓形成。可指导患者及家属采取针对性的预防措施，如抬高患肢，减少局部压迫，早期积极活动，协助患者早期进行功能锻炼，采取预防性抗凝治疗，以促进静脉回流，预防下肢静脉血栓形成。如果患者出现突发性呼吸困难、胸痛和咯血、心绞痛、晕厥等急性肺栓塞的症状，应立即给予吸氧，并拨打急救电话，及时就医。

c. 压疮的预防。髋部骨折患者由于长期卧床，全身血液循环差，局部皮肤的抵抗力低下，加上局部组织长期受压，尤其是骶尾部、枕部、踝关节、足跟部等骨突处容易出现压疮，因此可建议患者出院后使用气垫床、海绵垫或在骶尾部下方加用防压疮水垫，骨突处可垫海绵圈。对不能自行翻身的患者，家属应每隔2小时协助翻身一次，并用50%红花酒精按摩受压部位，促进局部血液循环。对不宜翻身的患者，则由家属协助将患者臀部抬起，以增加皮肤透气、缓解压力；翻身扫床、更换床单时应注意动作轻柔，以防损伤皮肤。

d. 假体脱位的预防。假体脱位与手术入路、术中假体位置、体位护理不当、早期功能锻炼不当或不正确的翻身有关。术后必须保持患肢处于外展中立位，禁止患肢内收、内旋和髋关节过度屈曲。如果因护理需要而变换体位，必须由一人牵拉，在患者的患侧髋关节保持在外展中立位的情况下进行操作。

e. 其他。对老年患者应注意监测和预防循环系统并发症。由于手术创伤后易出现重要脏器的功能障碍，尤其是心功能不全，应严格控制输液量及输液速度，指导患者做扩胸运动及深呼吸，使患者平稳渡过手术后期。

（8）延续性康复护理的效果评价。出院后第6、第12个月，共照管理小组在患者复诊时通过 Harris 髋关节评分、功能独立性评定（functional independence measurement，FIM）、日常生活活动能力（ADL）评估、简明健康状况调查量表（SF-36）评估患者术后的髋关节功能、日常生活活动能力和生活质量，对延续性康复护理效果进行评价和汇总。

（六）老年髋部骨折术后患者的院后转介

1. 院后患者的需求

（1）了解患者院后需求的意义。院内护理人员对老年髋部骨折术后患者的院后需求指导极为重要，为老年髋部骨折术后患者提供更适合、更准确、更需要的院后服务是院后需求指导的意义。做好老年髋部骨折术后患者的需求分析可以提高院后健康管理方案实施前的决策性、方向性及策略性，即通过分析老年髋部骨折术后患者的院后护理需求，判断其是否需要接受院后转介治疗，确定其院后康复目标并规划其院后健康管理方案。

（2）如何精准地了解老年髋部骨折术后患者的院后转介需求。老年髋部骨折术后患者的需求往往取决于多个因素（如生理因素、心理因素、社会因素等方面）。如何全面了解老年髋部骨折术后患者的情况并从收集到的全部信息中发现最精准的需求信息是整合护理所面临的挑战。因此，护理团队需要对老年髋部骨折术后患者进行全面的评估。

这一重要步骤的实施往往需要多份量表数据作为支撑。量表内容通常可分为基础信息、生理指标信息及需求信息三大类。

通过基础信息可了解老年髋部骨折术后患者的基本情况。护理团队可根据基础信息为老年髋部骨折术后患者或其家属进行"人物画像"，从而更加清晰、更加具体地洞悉老年髋部骨折术后患者的基本需求，以此作为开展院后健康管理的基石。

在收集生理指标信息时，往往以医学诊断、量表评估结果及查体数据作为主要收集对象，以掌握老年髋部骨折术后患者的身体状况（包括疾病状况）、用药情况以及其他相关信息为主要目标。

在结合上述两类信息的基础上，护理团队需要进一步探寻老年髋部骨折术后患者的需求。老年髋部骨折术后患者阐述的所有需求都是护理团队要了解和思考的。对于老年髋部骨折术后患者的家属在患者院后转介问题上的需求也应当适度参考，以免患者与家属的需求存在矛盾点而引发冲突。如果遇到双方不统一的需求，护理团队应以老年髋部骨折术后患者的需求为主、以家属的需求为辅来平衡双方需求的矛盾。

（3）院后转介服务的对应机构举例及院后转介服务的分类。根据国家或地区的不同，主要有以下几种类型的院后护理场所，每种都有不同的功能。

- 急症治疗医院
- 康复医院
- 干休所
- 长期急症护理医院
- 护理院/养老院（私营或政府资助）
- 患者或其家属的家中

护理团队在确定老年髋部骨折术后患者需要院后转介服务的基础上，结合上述的评估结果，对老年髋部骨折术后患者的需求进行排序，选择适合其自身情况的转介机构。

老年髋部骨折术后患者的需求可以分为医疗护理服务类、生活照顾护理服务类以及综合服务类。

对于有医疗护理服务类需求的老年髋部骨折术后患者，其主要需求以专业的医学治疗、护理服务为主，以生活照料为辅，重点在于治疗疾病，如院后延续治疗、术后康复治疗、术后换药服务、术后拆线服务以及管路护理服务等。上述服务的共同点在于对院后转介治疗机构或护理团队的专业技能有着严格的要求，需要具备卫生管理部门颁发的相关资质。能够提供此类服务的机构如二级医院、一级医院、私立诊所、康复/疗养医院等。部分机构可以通过医疗保险支付，该类机构在为老年髋部骨折术后患者提供专业的医疗护理服务的同时，也能在一定程度上减轻患者及其家属的经济压力。

对于有生活照顾护理服务类需求的老年髋部骨折术后患者，其主要需求以生活需求为主，以医疗护理需求为辅，重点在于"养"好身体。能够提供此类服务的机构如养老社区、养老公寓、养老院等。此类机构仅对老年患者开放，部分公立机构的床位紧张，而私立机构的市场定价不一，可根据老年髋部骨折术后患者的需求和经济能力自行选择。该类机构以提供专业的生活照护服务为主，在满足患者生活需求的基础上，满足老年髋部骨折术后患者必要的医疗护理需求。此类机构的优势在于可以为老年髋部骨折术后患者提供 24 小时的专人照护，解决其无人照护的问题或减轻家属的照护压力。

有综合服务类需求的老年髋部骨折术后患者的情况相对复杂，可能存在多个主要矛盾，故上述两类院后转介机构无法满足此类患者的需求，此时资源整合型机构的介入可以更好地为此类患者提供院后转介服务。资源整合型机构的服务重点在于帮助老年髋部骨折术后患者"选"好资源，以更加方便疾病的治疗。此类机构的特点在于能够在一定程度上整合医疗资源并实现不同医疗组织资源下的无缝衔接服务，在保障老年髋部骨折术后患者各项需求的基础上提供更加高效、便捷的服务。

（七）院后转介中的连续性跟踪随访

1. 意义

（1）提高老年髋部骨折术后患者的满意度。随访可以提高院后健康管理水平，同时方便护理团队对患者进行跟踪观察，掌握第一手资料以进行统计分析、积累经验，有利于院后护理、康复的开展和护理团队业务水平的提高，更好地优化随访流程、服务内容和服务质量，从而更好地为老年髋部骨折术后患者服务，从根本上提高患者的满意度。

（2）提高老年髋部骨折术后患者的恢复效果。连续性跟踪随访可以有效降低老年髋部骨折术后患者再次入院的概率，降低术后并发症的发生风险，减少治疗后期的照护不当、用药错误等问题。与此同时，院后必要的康复护理还可以提高疾病的治疗效果，是降低治疗成本的关键因素之一。

（3）为老年髋部骨折术后患者提供信息。院后转介过程中，护理团队应不断思考如何高效、准确地进行需求匹配、信息同步、安全转介运送、延续治疗及进行长期的健康管理等，其中任何一个环节衔接不畅或适配不当都会使老年髋部骨折术后患者的治疗效果大打折扣。综上，在院后转介环节中的连续性跟踪随访可以很好地完成老年髋部骨折术后患者的信息迭代、服务需求的更新，为院后治疗的重点内容提供指导，并为患者提供必要的心理支持等。在上述工作的基础上，院后跟踪随访还可为患者提供更加合适的信息资源咨询服务，帮助其解决转介过程中存在的问题。

2. 院后跟踪随访的主要关注点和主要解决的问题 院后跟踪随访是连续的过程，它的实施需要多方、长期的努力配合。在工作开展前期与老年髋部骨折术后患者或患者家属达成统一的目标，那么跟踪随访也就成功了一半。

（1）随访初期。根据老年髋部骨折术后患者的基本情况及服务需求，为其制订可行的、有规律的定期随访计划。这一环节的重点在于与老年髋部骨折术后患者达成一致的治疗理念，为患者提供个性化的提醒（复诊、用药、生活、健康宣教），帮助患者进行康复，并增强患者的治愈信心，使其心理期望相对合理。

（2）随访中期。要合理控制定期随访的时效性。中期的前段，随访频率可以较高，因为此时老年髋部骨折术后患者对于新的环境、新的治疗方案的感知及心理状态都处在一个"相对不安全的地带"，必要的专业支持和心理疏导可以缓解老年髋部骨折术后患者因上述因素而出现的焦虑症状。

中段的随访频率应逐渐由高向低过渡，此时段要重点跟踪老年髋部骨折术后患者的自理情况及康复护理效果。如果效果良好，则按计划正常实施随访计划即可；如果效果较差，则需要识别原因，考虑是否存在操作不当或依从性较差等问题，必要时可以进行二次评估。

末段的随访频率应适当降低，这个阶段的重点在于如何正确引导老年髋部骨折术后患者进行自我治疗和康复、掌握良好的功能康复学习能力，对于过度依赖的老年髋部骨折术后患者需要进行脱敏处理。

（3）随访末期。在随访收尾阶段，对此前的随访信息做汇总分析，并且要对老年髋部骨折术后患者进行末次评估。通过这些数据判断是否可以结束随访工作以及患者有无新的治疗、护理和康复需求。

3. 各类机构的随访重点

（1）医疗护理服务类机构。对院后被转介到医疗护理服务类机构的老年髋部骨折术后患者，除了进行常规的疾病治疗、病情恢复情况的跟踪随访以外，还要重点关注老年髋部骨折术后患者的其他现存问题及下一步的转介计划。

（2）生活照顾护理服务类机构。大部分被转介到生活照顾护理服务类机构的老年髋部骨折术后患者会选择长期在此居住。在对被转介到这类机构的患者进行随访时，掌握其疾病治疗效果及生活照护情况是常规的重点工作。另外一个随访重点是明确其后续复诊或出现急症时的医疗资源绿色通道，保证其能够及时获得必要的医疗资源。

（3）综合服务类机构。对综合服务类机构内的老年髋部骨折术后患者，在随访时要跟进各项需求的满足情况，重点在于了解当前的转介服务机构是否有能力为其提供适配的资源，以及对服务过程中的专业性进行考量等。

（八）康复护理辅具设施

发生髋部骨折后，在护理及康复锻炼方面都需要用到辅具。患者可借助辅助器具提高生活自理能力、减少并发症，以促进骨折愈合。

1. 垫枕　主要用途是提供侧卧位时的支撑，适用于长期卧床和髋部骨折术后患者。三角垫能提高患者侧卧位下的舒适度，改变人体的受压部位，促进血液循环，对预防和缓解患者压疮有重要意义。

2. 软枕　主要用途是通过夹在两腿之间防止髋关节过度内收，保持双下肢外展位。

3. 坐便椅　主要用途：对于下肢骨折术后、下肢肌力不足、长期卧床以及行动不便、夜尿多的患者，坐便椅可以使其排便更方便，不必去卫生间，有助于预防跌倒，提高安全性。

4. 马桶增高垫　主要用途：对于下肢肌力不足或髋关节术后3个月内的患者，马桶增高垫可预防髋部术后假体脱位。建议马桶高度与轮椅座面高度接近。

5. 穿袜器　主要用途：术后患者由于较不方便进行弯腰或屈腿的动作，因此在穿袜时常需要他人的协助。穿袜器可以协助患者自己穿袜，提高其生活自理能力。

6. 助行器　助行器是一类能够辅助支撑体重、保持平衡和行走的器具。助行器的种类很多，主要分为柱式助行器、轮式助行器、轮柱混合式助行器、手杖、前臂杖、腋杖。

主要用途：通过器械的支撑让行走不便的老年患者能够下地行走，并避免跌倒。在老年髋部骨折术后的恢复期，助行器对老年患者来说是更加安全和便于使用的步行装置，可用来减轻患侧下肢的负荷。大多数助行器是通过按两边的按钮和滑动助行器架来调整的，可将按钮锁定在合适的位置。

7. 冰袋　冰袋分为一次性冰袋和重复使用冰袋，主要用途是减轻术后伤口的肿胀和疼痛。可在肿胀部位冰敷15～20分钟，每天3～5次。不要使冰袋直接接触皮肤，可垫一层毛巾等。

（九）出院健康教育

在出院前应充分做好健康教育。健康教育应路径化，有研究表明，出院健康教育路径可以提高髋部骨折患者出院后家庭的居家护理能力，对患者的病情转归和功能恢复有良好的效果。健康教育是促进患者康复的重要环节。

1. 健康教育的指导方法

（1）口头讲解。主要针对文化水平低、年龄偏大、视力下降的患者和家属，应用通俗易懂的语言深入浅出地讲解骨折的发生、发展和愈合过程，以及合理营养、床上活动、功能锻炼等健康知识，指导他们认识疾病的恢复过程，并给予有效的心理疏导，帮助患者树立信心。

（2）书面指导。主要将各种检查和复查须知、康复训练指导及饮食等髋部骨折健康处方提供给家属及患者，同时给予专业讲解，让家属和患者掌握必要的康复知识与技术。

（3）动作示范。针对患者及家属对专业知识的缺乏，予以针对性的指导，向患者示范有效咳嗽排痰、下肢肌肉等长收缩、远端小关节活动等的方法，向家属示范翻身拍背、被动活动关节、便器使用等的技巧。

（4）视频指导。针对专业的康复动作，可以录制视频教学短片，以方便患者及家属更快、更准确地掌握动作要领。

2. 健康教育的内容

（1）心理疏导。针对老年患者受伤后的不同心理反应及其文化水平、家庭背景，指导和协助患者家属采取不同的疏导方法，对患者进行心理护理，消除患者消极、沮丧的心理，使其可以积极配合康复治疗、积极锻炼，同时也可以帮助预防坠积性肺炎、关节僵硬、失用性肌萎缩及下肢静脉血栓形成等并发症。

（2）饮食指导。老年人的咀嚼和消化功能减退，应指导家属为患者提供清淡、易消化、富含营养的软食，且应少量多餐。嘱患者家属为患者选择高蛋白、高钙、高维生素的食物，以促进损伤组织修复、骨折的愈合，增强机体抵抗力，减少并发症。

（3）生活护理指导。指导家属定时为患者翻身拍背、进行床上擦浴等，以保持皮肤清洁，促进血液循环；指导患者使用便器，训练床上大小便；指导患者及家属用科学的方法预防便秘、尿路结石及感染等。

（4）运动及功能锻炼指导。指导患者及家属掌握安全、有效的运动动作，预防肺部感染、下肢静脉血栓形成及压疮。同时，应告知患者及家属功能锻炼须尽早介入，以避免关节僵硬、促进机体功能恢复，同时应循序渐进。

（十）护士在出院过程中的作用

患者机体功能障碍的严重程度和日常生活活动能力往往决定着患者出院后的去向，护理人员根据上述因素判断患者是否需要在专业护理机构或延伸护理机构接受护理。另外，由于地域、医疗资源、经济等因素，部分患者在出院后需要直接回到家中。

根据患者的不同转归情况，护士要确保不同机构之间护理的连续性，要充分协调各方资源，确保照护计划可以顺利、完整地实施。针对回到家中的患者，要评估社区能否提供适当的服务。如果社区缺乏相应的服务，则应制订家庭护理计划，满足居家护理患者的照护需求，实现护理的持续性。

护士在患者出院过程中的协调作用尤为重要。早期的多学科康复支持可以减少住院时间、促进机体早期恢复，对降低再入院率有积极的影响。

同时，为了实现出院患者的连续护理，国家卫生健康委员会等部委发文，指出要充分考虑不同人群的健康特征和护理服务需求，统筹发展机构护理、社区和居家护理及其他多种形式的覆盖全方位、全周期的护理服务，努力满足群众多样化的健康服务需求，建立以机构为支撑、以社区为平台、以居家为基础的护理服务体系，开展急性期诊疗、慢性期康复、稳定期照护、终末期关怀的护理服务格局，为患者提供全流程、无缝隙、专业、便利的护理服务。

参考文献

[1] 高燕，沈月凤，潘雅明，等. 出院计划服务对脑梗死患者认知行为状况及疾病预后的影响. 护理学杂志，2014，29（11）：77－79.

[2] 郑利仙，徐小芳，李阳，等. 实施出院计划对全髋关节置换患者康复效果的影响. 护理学杂志，2017，32（10）：83－85.

[3] 施燕，孙晓，朱晓萍，等. 上海市内科系统延续护理服务开展现状访谈. 护理学杂志，2014，29（21）：85－87.

[4] 刘凌. 慢性阻塞性肺疾病出院计划方案构建及应用研究. 杭州：杭州师范大学，2012.

[5] FARDI M，GUPAT P. Discharge Policy. 2013.

[6] PELLETT C. Discharge planning：best practice in transitions of care. Br J Community Nurs，2016，21（11）：542－548.

[7] LOCKWOOD C，MABIRE C. Hospital discharge planning：evidence，implementation and patient－centered care. JBI Evid Synth，2020，18（2）：272－274.

[8] 龚宇蓉. 健康教育路径对超高龄老年髋部骨折患者出院后自我护理的影响. 中国实用护理杂志，2012，7（28）：213.

[9] 仇婷，陈丽萍. 高龄髋部骨折患者出院延伸服务及居家护理探讨. 护理管理杂志，2013，11（11）：810.

[10] 凯伦·赫兹，朱莉·桑蒂－汤姆林森. 脆性骨折护理. 彭贵凌，彭伶丽，译. 北京：北京科学技术出版社，2019.

第二节　缓和医疗

一、缓和医疗的定义

WHO 对缓和医疗的定义是对那些对治愈性治疗无反应的患者给予完全的主动治疗和护理，控制其疼痛及有关症状，并对其心理、社会和精神问题予以重视。其目的是预防和减少痛苦，并尽可能为患者、家属、其他照顾者赢得最好的生活质量。

二、缓和医疗在老年髋部骨折患者中的作用

老年髋部骨折是一种发病率和病死率都很高的常见严重疾病，至少20%的患者在术后 1 年内死亡。手术治疗是老年髋部骨折的主要治疗方法，但对于某些连牵引都不能耐受、手术风险大于获益的患者，骨折后晚期生存期有限（如 1 年或 6 个月）的患者，可以提供缓和医疗服务。因此，缓和医疗对此类患者至关重要，合理的缓和医疗可以降低患者的病死率。

老年髋部骨折患者的缓和医疗较少考虑功能恢复，主要关注为重病患者提供另一层面的支持（疼痛和症状管理，对伴随疾病及并发症的治疗、护理等），着重提高患者的生活质量和生存率。与此同时强调患者白天坐轮椅、夜间定时排尿和翻身，平时给患者拍背、促咳痰、肌肉按摩等措施，这些可以大大减少卧床时间，从而避免长期卧床导致的坠积性肺炎、下肢静脉血栓形成、压疮等多种并发症及威胁生命的各种风险。老年髋部骨折已成为重大的医疗保健问题，老年髋部骨折患者的活动功能受损，发病率和病死率均较高。根据最近的数据报道，髋部骨折患者骨折后 1 年内的死亡率已从 14% 升至 36%，对这些患者的治疗花费是全球主要的经济负担之一。因此，恰当的、规范的缓和医疗对那些手术风险大于获益的患者，以及在了解手术利弊后不愿接受手术的患者无疑是一种好的选择。

三、缓和医疗的意义

（1）减轻患者及家属的痛苦。目前的缓和医疗服务更多的是重视"人"，而不单单是"病"。

（2）节省医疗资源。有研究显示，缓和医疗服务比常规医疗护理服务的经济投入少，可以节约医疗费用，能合理分配和利用有限的公共医疗资源，减轻患者和社会的经济负担。

（3）改善医患关系。接受治疗后没有获得显著疗效的患者往往会出现焦虑、烦躁的情绪。而缓和医疗注重的是与患者及其家属的沟通，提倡的是平等合作的关系。缓和医疗服务过程能够在很大程度上缓解患者的不良情绪，对改善和维护医患关系有着重要意义。

四、缓和医疗的介入时机

对老年髋部骨折患者选择缓和医疗的指征包括症状逐渐加重且难以控制，存在严重的合并症状或精神症状，身心憔悴，预计生存期小于 1 年。

五、缓和医疗计划

专业的缓和医疗团队要根据患者的病情、精神状态、宗教信仰、文化背景、经济状况及社区支持等情况制订缓和医疗计划，帮助患者及家属掌握缓和医疗的相关信息，使其做出正确的决定，并安排好未来几个月的生活中的相关问题（有时包括临终问题），尽可能使患者与家属的目标和期望一致，协助家属参与缓和医疗和临终关怀。缓和医疗的最根本目标是使患者保持良好的生活质量和舒适度，帮助其处理好人生最后阶段的生活、工作、个人事务及亲情关系等，通过与患者及家属的沟通交流，尊重其对临终的目标和要求，确定切合实际的期望值，准备好特殊的缓和医疗和临终关怀方案，为患者在生命最后阶段可能出现的悲伤情绪提供帮助和指导。

对预计生存期为数月到 1 年的患者，应首先确保使其生活在感觉良好的疗养环境和家庭环境中，其次是要确保患者有足够的经济支持，如医疗保险、健康保险及家庭经济支持。专业的缓和医疗团队应随时向患者提供医疗照护服务，包括快捷的转运方式，甚至向社会机构寻求帮助，以保证社会公共资源的合理利用。还应考虑是否为患者提供缓解疼痛和其他痛苦症状的医疗服务，重点是使患者和他们的亲人尽可能获得最好的生命质量。

对预计生存期为数周到数月的患者，了解患者及家属对临终地点的希望。完善对治疗措施（包括根据患者本人意愿而确定放弃的有创性复苏措施）的文件记录。保证在任何治疗背景下，陪护人员均可随时获得缓和医疗措施的指导。

对预计生存期为数天到数周的临终患者，为其做好临终准备，提供不受打扰的独处时间，对悲伤情绪做出预先的处理，就死亡进程对患者及家属进行教育，保证持续及恰当的医疗照护，避免患者孤独地死亡，尊重患者及家属的风俗习惯或文化信仰。

（一）常见症状及其干预

老年髋部骨折终末期患者的常见症状有疼痛、呼吸困难、厌食、便秘、失眠、谵妄等。缓和医疗的针对性干预措施如下。

（1）疼痛。对预计生存期为数天到数周的临终患者，不要仅因为血压、呼吸频率及意识水平的下降就减少阿片类药物的用量，应适当维持麻醉药的治疗，并滴定到最佳剂量。如果有阿片类药物减量的指征，禁止骤然停药，避免爆发性疼痛的发生，所减少的药物剂量不宜超过 24 小时用量的 50%。忌用阿片类药物拮抗剂。可根据患者意愿调整麻醉药的用量，将患者的意识维持在适当的水平，并且应按照等量换算原则，选择最合适的给药途径。对存在顽固性疼痛的临终患者，可考虑使用镇静药以控制难治性症状。终末期使用镇静药并不会加速死亡，灵活、正确地使用阿片类药物、抗惊厥药、抗抑郁药、镇静药可获得良好的镇静效果。

（2）呼吸困难。对于临终患者，治疗的重点是利用各种治疗手段以提高其舒适度。例如，使用阿片类药物以缓解呼吸困难、控制疼痛，给予地西泮以缓解由气急引起的焦虑情绪，应用化痰药以减少呼吸道过多的分泌物，采用吸氧、维持/撤除机械通气、适当控制输液总量的方法来减轻呼吸困难。对可能发生呼吸衰竭及死亡的患者，给予患者及家属关怀，提供情感支持。

（3）厌食。对于预计生存期为数月到 1 年的患者，评价体重减轻的程度，治疗导致厌食的可逆因素，一般给予甲氧氯普胺（胃复安）。对于诱发症状，如虚弱、便秘、疼痛、口干、口渴、恶心、呕吐、疲劳等给予对症治疗。评估患者是否存在内分泌和代谢紊乱，对患有性腺功能低下、甲状腺功能低下、代谢紊乱的患者应给予黄体酮类药物以刺激食欲，并配合适量的运动和营养指导。

（4）便秘。增加富含膳食纤维的食物和液体的摄入量，给予软化粪便的药物以预防便秘。评价便秘的程度和原因（如高钙血症、甲状腺功能减退症、糖尿病、药物原因等），给予通便药物及对症治疗。

（5）谵妄。筛查并治疗导致谵妄的潜在可逆因素［如代谢因素、肠梗阻、感染、中枢神经系统病变、尿潴留、某些药物（如镇静药、阿片类药物等）的药理作用或突然停药］。对于严重谵妄的患者，可用氟哌啶醇控制症状，也可用利培酮、奥氮平替代。某些患者尽管使用了大剂量镇静药，但仍有难治性的激惹症状，此时可加用劳拉西泮治疗。

（二）特殊的缓和医疗干预

（1）临终关怀，包括对身体、精神、社会等诸多方面的因素进行干预。帮助家属了解死亡过程和即将发生的事情，确保私密性（如提供单人房间），保证患者及家属单独相处、不受打扰，尽量让所有家属到达现场探视。将患者的体位调整、维持至最舒适的体位，停止诊断性检查，避免不必要的穿刺，提供必要的护理（如皮肤护理、口腔护理，治疗尿潴留及便秘）。如果不能口服给药，则必须保留其他给药途径。使用镇静药并不会加速临终患者的死亡，灵活、正确地使用镇静药可获得良好的镇静效果，控制难治性症状。

（2）居丧期。对患者而言，有尊严地去世表现为良好的症状控制（包括镇痛），并且应避免临终期延长，使患者能够平等地接受到缓和医疗照护。应提供支持系统以帮助患者尽可能保持积极的态度，直到死亡。应为患者的家庭成员提供支持以帮助家属正确对待患者的疾病过程和他们的居丧期。患者去世后，医护人员需要立即撤除医疗设备，根据文化背景对遗体进行相关处理，提供家属与死者相处的时间，落实有关器官捐赠及尸检事宜，应用团队的工作方法以满足患者及其家属的整体需求（包括必要时的居丧咨询服务），签署死亡证明，填写相关表格。将患者的死讯通知相关人员，哀悼逝者，并提供居丧期的相关支持。

参考文献

［1］尤源，范胜芳. 老年髋关节骨折的姑息治疗. 临床研究，2015，20（2）：52.

［2］冯威健.《NCCN 姑息治疗临床指南（2011 年版)》解读. 中国全科医学，2011，14（10）：10－12.

［3］李梦醒. 姑息治疗在临床的应用现状. 中西医结合护理（中英文），2017，3（9）：184－187.

第六章

老年髋部骨折治疗模式的优化——北京积水潭医院的经验

第一节　骨科－老年科共管、多学科照护模式

全球老龄化背景下脆性骨折发病率的急剧升高是卫生系统面临的严峻挑战。老年脆性骨折患者是一个多元化的群体，不仅存在骨折问题，还存在多种老年疾病、老年综合征等一系列健康问题，其治疗和照护需求复杂，预后差。

2007 年，英国骨科协会和英国老年医学会联合发布了关于老年脆性骨折治疗的蓝皮书，总结了老年脆性骨折治疗方面的文献证据和共识，并提出脆性骨折的 6 项照护标准。①患者就诊 4 小时内转入骨科病房。②适合行手术治疗的患者在住院 48 小时内接受手术治疗。③通过恰当的评估和护理，降低压力性损伤的风险。④患者需常规接受骨科和老年科医生的评估和医疗支持。⑤所有脆性骨折患者均应接受骨健康评估和治疗，预防未来再次发生骨折。⑥对因跌倒而发生脆性骨折的患者进行多学科评估及治疗，预防再次跌倒。英国国家髋部骨折数据库采用这些标准来监测各个医院治疗老年髋部骨折的情况。

为应对全球脆性骨折的严峻形势，2018 年，第 7 届国际脆性骨折联盟

全球会议发起改善脆性骨折治疗的全球行动呼吁，呼吁多学科协作，强调在 3 个方面做出改变：①急性期治疗；②急性期后的康复；③二次骨折预防。

在我国，多学科协作的照护模式尚未成为老年髋部骨折治疗的主流模式。作为全国知名的创伤骨科中心，北京积水潭医院在国内率先成立多学科共管协作组，积极探索、优化老年髋部骨折患者的诊疗流程，实施多学科联合、全程标准化的老年髋部骨折患者管理，取得了满意的效果，积累了大量丰富的经验。

（一）实施老年髋部骨折多学科共管模式，全方位构建"生命保护屏障"

老年髋部骨折患者由于高龄、合并多种疾病，手术风险大，术前需要相关科室进行会诊治疗，术前等待时间较长。从 2015 年 5 月开始，在北京市医院管理局"扬帆计划"的支持下，北京积水潭医院创伤骨科经过与院内多个相关科室的沟通和协调，整合医疗资源，建立了老年髋部骨折单元，在国内率先组建骨科、老年科、麻醉科、药剂科、康复科、营养科、介入科等多学科协作治疗组，开展骨科和老年科共管模式以替代以往的会诊模式，开展多学科联合查房，全面、快速地实施老年综合评估与多学科干预，为围手术期老年髋部骨折患者保驾护航。

（二）全病程管理，院前、院内、院后多学科治疗照护全覆盖

针对老年髋部骨折患者，北京积水潭医院建立绿色通道，从急诊科、老年骨科病房、手术室到康复科都有专门人员统筹指挥，骨科、老年科、康复科医生在全过程中参与协调和治疗，麻醉科和医技辅助科室积极配合，减少检查及中间会诊环节，以最快的速度保证患者在院内"零通过时间"的救治。这种模式的优势在于：①优化急诊检查项目，患者在急诊即已完成必要的检查，节省入院后的检查时间；②多学科早期介入评估与早期干预，极大地缩短术前准备时间；③麻醉科实施院前区域神经阻滞，减轻患者的疼痛。多学科介入节点的前移，在保障手术安全性的同时，也为老年患者尽早接受手术赢得了时间。

住院期间，团队内部密切合作：骨科医生负责手术的准备和实施；老年科医生负责合并内科疾病的评估和治疗的调整，术前优化健康状况，术后预防并发症；麻醉科医生尽快进行麻醉评估和麻醉方案的制订；康复科全程介入，指导术后康复。

针对患者出院后的康复，北京积水潭医院成立专门的老年髋部骨折复查门诊，骨科医生关注患者的骨折愈合、康复和功能改善情况，老年科医生追踪、监测骨质疏松的治疗，康复团队则通过微信、电话等沟通方式对患者提供持续的康复支持。

（三）共管模式的效果

在实施共管模式前，患者的术前等待时间为 6.7 天，平均住院日为 10.6 天。在实行共管模式后的 5 年多的时间里，患者的术前等待时间和平均住院日不断缩短，截至 2019 年底，患者的术前等待时间为 31.1 小时，平均住院日为 4.03 天，48 小时内的手术治疗率为 82.1%。

在脆性骨折治疗方面积累了大量经验的基础上，北京积水潭医院创伤骨科于 2018 年牵头成立了中国脆性骨折联盟，旨在促使国内相关医疗机构、学术组织在老年脆性骨折的治疗方面达成共识，推动我国医疗机构对老年脆性骨折实施最佳治疗方案。

第二节　老年髋部骨折多学科综合评估

老年髋部骨折患者是一个多元化的群体，多病共体，治疗与照护需求复杂。为了实施有效的髋部骨折治疗干预，多学科综合评估是关键。多学科、连续的老年综合评估能够引导多学科干预，满足患者复杂的治疗与照护需求，确保围手术期患者安全，改善患者的结局。全面评估合并症和功能水平是老年骨科照护的核心能力，能够帮助预测合并症和功能水平对老年髋部骨折患者的恢复和康复的潜在影响。

一、CGA 在老年髋部骨折治疗中的重要意义

CGA 在老年髋部骨折患者中的应用包括对合并症、既往用药史、营养、水化状态、骨质疏松和跌倒的评估，还包括对认知和身体功能以及社会支持系统的评估。英国老年医学会和英国骨科协会定义的优质骨折照护服务应包含的关键要素包括快速综合评估，即内科、骨科、麻醉科及骨健康和跌倒的评估。

近年来，CGA 在老年髋部骨折患者治疗中的益处已经得到证实，包括改善活动能力、增强独立性、改善认知功能、减少跌倒恐惧、降低并发症的发生率和死亡率、缩短住院时间等。另外，有多项研究证实，CGA 对于术后谵妄的发生具有预测价值，且 CGA 已被证实可以显著降低谵妄的发生率。

二、老年髋部骨折的多学科综合评估流程

（一）院前综合评估

在患者进入急诊时开始实施老年综合评估。多学科综合评估节点前移使多学科团队能够第一时间了解老年髋部骨折患者的疾病与身体状态，及时处理、稳定内科疾病，初评手术风险，为实现 48 小时内手术保驾护航。骨科医生、急诊内科医生、麻醉科医生应第一时间共同参与院前综合评估。老年科医生早期参与团队评估不仅能促进快速优化手术，而且可以确保早期实施个性化康复，最大限度地提高患者的功能恢复水平。

1. 骨科急诊评估　完成骨折部位的 X 线检查评估，明确髋部骨折的诊断。

2. 内科急诊评估　进行内科合并症、内科用药情况及抗凝药、抗血栓药的评估；完善血常规、尿常规、血型、生化、凝血功能、免疫功能、血气分析、肌钙蛋白、脑钠肽检查。评估出血情况及受伤后的进食情况。注

意对疼痛的评估。内科急诊评估的目的在于确认患者是否存在影响手术和麻醉的内科合并症，并进行内科合并症的治疗，待病情好转之后转入老年骨科病房，准备手术治疗。

3. 麻醉科急诊评估 依据美国麻醉医师协会（ASA）生理状况评分对患者的心血管系统、呼吸系统、消化系统、中枢神经系统、泌尿系统、血液系统进行全面、系统的手术麻醉风险评估。另外，按照手术及椎管内麻醉对凝血功能的要求，对患者的凝血功能指标进行评估，确认患者的凝血功能能否耐受手术及椎管内麻醉、是否需要进一步的个体评估及避免手术及椎管内麻醉。

通过院前阶段骨科、内科和麻醉科的初次综合评估，确认患者的初次评估结果，即确定能否收入老年骨科病房、是否需要处理合并症、是否需要多学科会诊。应充分衡量风险获益比，若患者存在明显的手术或麻醉禁忌证，则建议采取非手术治疗。

（二）院内多学科综合评估

1. 老年科围手术期评估 进一步评估手术耐受性，包括心血管系统评估、呼吸系统评估、肾功能评估、肝功能评估、精神状态评估、伤前功能的评估、营养状况的评估及各种实验室检查结果的评估，明确伴随疾病、并发症的诊断。

2. 骨科围手术期评估 术前骨科医生评估手术指征、局部骨质条件、骨损伤程度、手术方式、麻醉方式，预测术中和术后可能出现的情况并制订对策，预测手术效果及肢体功能的恢复情况以及手术风险与获益。

（三）出院准备评估

出院准备评估是对患者离开医疗机构后完成进一步康复的能力的评估，是对患者是否做好出院准备的一项评估，也是对患者出院后过渡期安全性的一种预测。出院准备的评估内容包括生理稳定性、居家自我管理能力、应对技巧等心理因素、可获得的社会支持信息指导、保健系统和社区资源的可及性。骨科、老年科、康复科、营养科、药剂科、护理等多学科团队参与出院准备评估，从各自的专业角度评估患者及照顾者的健康需求，制订个性化的出院计划。

老年髋部骨折患者的健康问题复杂且存在特殊性，因此，需要从多维度对老年髋部骨折患者进行评估和照护。CGA 是以人为中心、整体性、多学科的评估过程，将老年综合评估应用到老年髋部骨折患者的照护中，使其贯穿于院前、院内、院外，能够发现老年患者现存的或潜在的、影响围手术期手术安全或术后功能结局的健康问题，了解其复杂的治疗和照护需求，为多学科团队制订合理、有效的照护措施提供依据，从而使老年髋部骨折患者获益，是以人为本的理念在照护中的具体体现。

第三节　北京积水潭医院 FLS 模式

2017 年，北京积水潭医院在老年髋部骨折单元率先实施了 FLS 模式（图 6 - 1），是国内 FLS 创新性实践的开端。鉴于目前国内骨质疏松的诊疗现状、医疗文化、专科护士培训体系尚未发展成熟和护理人力资源相对紧缺等诸多因素，北京积水潭医院开创性地将专科护士（同时具备骨科和老年科资质）和老年科医生共同作为院内和院外的骨折联络协调员，两者各司其职。这是目前适合国内骨质疏松诊疗现状的一种有益的管理模式。

研究数据表明，北京积水潭医院的 FLS 模式显著提高了骨质疏松的诊断率和治疗率。但不足之处在于，北京积水潭医院的 FLS 模式只纳入了急诊就诊的老年髋部骨折人群，未纳入椎体骨折等其他部位骨折及门诊就诊人群，且目前尚无关于远期效果（如治疗依从性及二次骨折发生率）的数据。

未来，应根据我国不同地区的医疗资源的具体情况实施或调整 FLS 模式，建立地区和国家的 FLS 数据库，在国家层面上"捕获"所有老年脆性骨折人群数据并实施系统化、规范化的骨质疏松管理，这些对于节约医疗资源、减少国家的医疗支出以及提高经济效益和社会效益必将产生深远的意义。

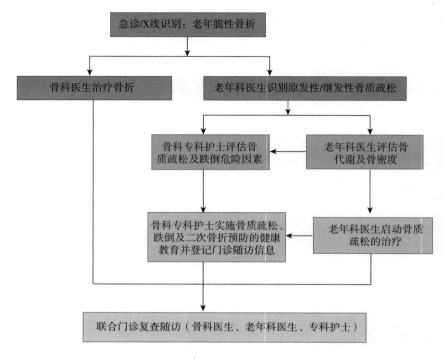

图 6 – 1 北京积水潭医院的 FLS 模式

第四节 老年髋部骨折过渡性医疗服务 ——中期照护服务

老年中期照护服务是介于老年急性期医疗服务、居家照护服务、长期照料服务之间的一种过渡性医疗服务。由于在疾病急性期治疗完成后，高龄患者的身心功能常不足以立即返家，因此有必要对亚急性和急性后期老年患者实施综合性的医疗、康复和护理服务，旨在帮助老年患者由疾病期过渡至恢复期，由须接受一般医疗服务过渡到功能上的自主，由须在医院接受照护过渡到可平安返家。

一、概述

中期照护是一种全新的医疗服务模式，旨在为具有康复潜能的亚急性和急性后期患者提供综合性的医疗、康复和护理服务。中期照护以提高患者的生活质量和健康期望寿命为目标，以恢复患者的独立生活能力、避免失能与残疾为宗旨，以患者功能状况的综合评估为基础，为患者提供多学科整合管理服务。实践证明，中期照护不仅可以避免患者在短期内再入院或非必要的长期入住照护机构，还可以节约医疗资源、降低医疗费用和提高患者的满意度。

二、分类

通常根据病情、住院时长、护理强度和医生访问的强度等将中期照护分为内科治疗和功能康复两种，但也可按照时间长短进行分类。短期的中期照护为 3 ~ 30 天，大约 75% 的患者所接受的中期照护属于此类，主要以内科治疗并发症和进行康复为目的。中期的中期照护为 31 ~ 90 天，大约 22% 的患者所接受的中期照护属于此类，主要是内科治疗和功能康复并重实施。美国把一些病程长但病情有可能缓解或部分恢复的患者的长时间照护也归类为中期照护，时间为 3 个月 ~ 2 年，大约 3% 的患者属于此类，主要为病情严重且可能恢复者。

老年中期照护必须符合以下 5 个条件。

（1）服务对象是没有必要长期入住急症治疗医院或不需入住长期护理机构的老年患者。

（2）服务内容以老年综合评估为基础，并根据评估结果制订个性化的医疗、康复和护理方案。

（3）服务目标是尽最大努力提升老年患者的功能自主独立性，使患者尽早回归家庭与社会。

（4）服务具有时限性，一般以 2 ~ 6 周为宜。

（5）服务内容涵盖多个学科、多种专业，应组建老年病多学科综合管理团队。

三、服务内容与流程

（1）照护对象的确定。接受老年中期照护服务的患者主要为亚急性或急性后期的老年患者。这些患者因急危重症入住急症治疗医院，经过相应的诊断和治疗后脱离生命危险，生命体征基本平稳，基本达到急症治疗医院的出院标准，并经出院评估具有一定的康复潜能而又不能直接回家，如急性卒中、急性心肌梗死、意外骨折和急性呼吸系统疾病经治疗后的患者，以及手术后的部分老年患者。

（2）对照护患者的综合评估。进行老年综合评估，尤其是进行各种功能状态的评估，从而为老年患者确立阶段性（2~6周）的康复治疗目标，并制订可行的康复治疗（综合性的医疗、康复和护理）计划。

（3）实施中期照护服务。在康复治疗计划的指导下，由多学科团队共同对老年患者实施中期照护。其服务内容除进行必要的药物治疗外，主要对老年患者实施康复治疗和康复训练，并对合并老年综合征（如跌倒、痴呆、尿失禁、晕厥、谵妄、睡眠障碍、慢性疼痛、药物滥用和帕金森综合征等）或伴发老年患者常见问题（如压疮、便秘、肺栓塞、吸入性肺炎、营养不良以及留置胃管、导尿管、气管插管或静脉通路）的患者进行定期护理等。

（4）出院评估与患者去向的选择。对于接受机构照护的患者，在其经过一定的康复治疗并且预计能出院或要求出院时，一定要对其进行出院前的评估，根据评估结果制订具体的出院计划，并明确患者出院后的去向。如果患者出现原有疾病或新发疾病的急性发作，患者应转回到急症治疗医院进行治疗；如果患者的各种功能状态得以恢复，可让患者回归家庭与社会；如果患者已处于失能状态，功能无法恢复，可嘱其接受家庭、社区或机构等的长期照护服务。

（5）中期照护的服务流程如下。

老年综合评估→为老年人制订阶段性的康复目标→制订可行的康复治疗计划→由多学科团队对老年患者实施中期照护服务（在此期间进行效果评价并及时调整方案）→出院前评估，明确出院去向。

四、中期照护的院后随访

以北京积水潭医院创伤骨科为例，对出院当天的患者，告知患者家属加入创伤骨科的院后康复护理微信群。该微信群内有专业人员每日进行科普宣传，每日下午进行集中答疑；还可以让家属参与到患者的康复过程中，在微信小程序中进行康复打卡。同时嘱患者家属关注相关微信公众号，通过公众号为患者家属提供相应的知识科普、服务与活动，让患者及家属能够正确了解相关疾病，感受到关爱，并建立院内与院外的连续医疗服务平台。院后通过建立出院患者的随访档案，对院外患者进行健康管理跟踪（电话或远程视频）和上门服务，对患者的院外数据进行整理和统计分析。

老年中期照护是今后我国老年医疗服务的主要发展方向，中期照护必须功能明确（即避免再次住院与实施亚急性与急性后期照护）、方法得当（老年综合评估）、定位合理（综合医疗、康复和护理）、具有时效性且有多学科团队的参与。

附　　录

表 I　基本信息采集

姓名			性别	□男　□女	年龄	
民族			国籍		宗教信仰	

现居住地址：

最高学历：　□小学　□初中　□高中　□大学　□硕士　□博士　□MBA　□其他

职业		工作单位		是否在职：□是　□否

婚姻状况：　□未婚　□已婚　□再婚　□离异　□分居　□丧偶

陪护者：　□父母　□配偶　□儿子　□女儿　□孙辈　□家政　□独居　□其他

护理状况：□优　□良　□中　□差

联系方式	手机：
	座机：

紧急情况联系人：	紧急情况联系电话：

		入/出院时间	原因	医疗机构名称	病案号
病史及用药情况	住院治疗情况				
	个人病史				
	过敏史	□无			
		□有	□药物　□食物　□其他		
	传染病病史	□无			
		□有	□结核病　□肝炎　□艾滋病　□其他		
	家族史	□无			
		□有	□高血压　□糖尿病　□冠心病　□脑卒中　□慢性阻塞性肺疾病　□恶性肿瘤　□结核病　□肝炎　□重性精神病		
	药品使用	用药依从性：□规律　□间断　□不服药			
		序号	药品名称	用法	用量	给药途径

表Ⅱ 基础查体

序号	评估项目	评估标准		
		身高_____cm　体重_____kg　体重指数（BMI）_____ □体重过低（BMI＜18.5）　□体重正常（18.5≤BMI＜25）　□超重（BMI≥25）		
1	生命体征	体温	_____℃　□腋温　□耳温	
		脉搏	_____次/分	□心动过缓　□心动过速　□早搏　□正常
		呼吸	_____次/分	
		血压	收缩压_____mmHg 舒张压_____mmHg	□卧位　□坐位　□左侧　□右侧
		血糖	_____mmol/L	□餐前　□餐后2小时　□随机（_____）
		外周血氧饱和度	_____%	
2	饮食	□正常　□较平时偏多 □较平时偏少（□食欲减退　□厌食　□消谷善饥） □进食困难　□进食呛咳　□需要喂食　□鼻饲 □每日摄入水果和蔬菜		
3	神志	□清楚　□嗜睡　□昏睡　□昏迷（□浅昏迷　□中度昏迷　□深昏迷） □意识模糊　□谵妄　□持续性植物状态（植物人）　备注_____		
4	心理	□正常　□焦虑　□抑郁　□妄想　□精神分裂症　□易激动 原因： 影响： 是否治疗/用药：		
5	个人卫生	□卫生状况良好　□头发脏　□手脏　□脚脏　□会阴脏 □皮肤脏　□指（趾）甲长		
6	语言	□清晰、流利　□言语不清　□失语　□失声　□多语　□懒言　□聋哑 原因： 影响： 是否治疗/用药：		
7	面容	□正常　□急性病容　□慢性病容　□特殊病容　□贫血貌　□面具脸		
8	睡眠	□正常　□失眠（□多梦　□入睡困难）　□嗜睡　□昼夜节律颠倒 原因： 影响： 是否治疗/用药：		

续表

9	排尿	□正常　□留置导尿　□尿失禁　□尿潴留　□其他： 原因： 影响： 是否治疗/用药：		
10	排便	□正常（每日_____次，_____日一次）　□便秘（_____日一次） □腹泻（_____次/日）　□便秘与腹泻交替 原因： 是否治疗/用药： □饮食调节		
11	创口皮肤、黏膜	创口颜色	□正常　□潮红　□发绀　□苍白　□色素沉着　□其他：_____	
		创口肿胀	□无　□有	
		创口分泌物	□无　□有	
		创口皮温	□正常　□偏高　□偏低	
		创口愈合	□是　□否	
	压疮	□无　□有 分期：□淤血红润期　□炎性浸润期　□溃疡期 部位：□耳郭　□枕骨粗隆　□肩峰　□肩胛骨　□肘部　□骶尾部 　　　□坐骨结节　□髋部　□股骨粗隆　□足跟处　□其他部位：_____ 大小：_____　渗出情况：_____		
12	头部	眼	视力	□正常　□老视　□白内障（□左　□右）　□视物模糊 □青光眼（□左　□右）　□眼底黄斑病变 □失明（□左　□右）　□矫正后正常 □近视（□左　□右） 原因： 影响： 是否治疗/用药：
		耳	听力	□正常　□听力减退　□耳聋　□耳鸣 □使用助听器（左□　右□） 原因： 影响： 是否治疗/用药：
		口腔		异味：□无　□有 唾液分泌：□正常　□偏多　□偏少
			牙齿	□正常　□缺齿　□龋齿　□义齿
			舌	□居中　□偏斜（□左　□右）

续表

13	胸部	胸廓	□正常 □变形（□桶状胸　□扁平胸　□佝偻病胸　□漏斗胸）
14	腹部	外形	□正常　□腹部膨隆（□全腹　□局部） □腹部凹陷　□舟状腹
15	脊柱	□正常　□变形	
16	四肢	□正常　□指关节变形　□膝内翻　□膝外翻　□膝关节变形 □足内翻　□足外翻 是否之前有足部溃疡或者截肢？□是　□否 是否有结痂或者指（趾）甲变形？□是　□否	
17	神经系统	病理反射	巴宾斯基征　□阴性　□阳性
18	是否配合	□是　□否	
19	风险等级	□低危　□中危　□高危　□极高危 说明： 低危：病种单一，青年人或中年人，配合 中危：基础疾病多，高龄，评估不全或不配合评估 高危：需要密切监测生命体征变化，会有意外发生 极高危：随时有生命危险，随时可能发生意外（酌情给予缓和医疗）	
20	转诊建议	□继续院内治疗　□转至其他医疗机构　□居家治疗	

表Ⅲ　日常生活活动能力（ADL）评估

序号	评估项目	评定分值				得分
		完全独立	部分独立/需要部分帮助	需要极大帮助	完全依赖	
1	进餐	10分 （能吃任何正常饮食，食物可由他人做好或端来）	5分 （他人帮助夹好菜后患者自己吃）	0分	0分	
2	洗浴	5分 （必须能自己进出浴室和擦洗；淋浴时不需帮助或监护而独立完成）	0分	0分	0分	
3	修饰（洗脸、刷牙、剃须、梳头）	5分 （是指近24～48小时的情况，若由看护者提供工具和准备工作，如挤好牙膏、准备好漱口水、洗脸水等，也打5分）	0分	0分	0分	
4	穿衣（系鞋带、系纽扣）	10分 （能独立穿任何衣服）	5分 （需别人帮助系纽扣、拉拉链等，但患者能独立披上外套）	0分	0分	
5	大便	10分	5分 （每周<1次失禁）	0分 （失禁）	0分	
6	小便	10分 （是指近24～48小时的情况；若留置导尿的患者能独立、完全管理导尿管，也打10分）	5分 （每24小时<1次失禁）	0分 （失禁）	0分	

续表

序号	评估项目	评定分值				得分
		完全独立	部分独立/需要部分帮助	需要极大帮助	完全依赖	
7	如厕（擦净、整理衣裤、冲水）	10 分（患者应能自己走到卫生间并离开）	5 分（能做某些步骤）	0 分	0 分	
8	床椅转移（指在屋内活动，可以借助轮椅等辅助工具，必须能拐弯或自行出门而不需帮助）	15 分	10 分（由 1 名未经训练的人提供帮助，包括监督或看护）	5 分（需要 1 名强壮的或技术熟练的人或 2 个人提供帮助，能站立）	0 分	
9	平地行走45 米	15 分	10 分	5 分	0 分	
10	上下楼梯	10 分（可借助辅助工具独立上楼）	5 分	5 分	0 分	
合计得分						
评定标准	独立：100 分轻度依赖：75 ~ 95 分中度依赖：50 ~ 70 分重度依赖：25 ~ 45 分完全依赖：0 ~ 20 分					

表IV 认知功能评估

评估项目	最高分	分数
定向力		
时间定向：今天是哪一年的几月几日？今天星期几？现在处于什么季节？	5分	
地点定向：我们现在在哪个国家、哪个城市？地址是哪里？这里是哪个医院、第几层楼？	5分	
记忆力		
现在我要说 3 个物品的名称，在我讲完以后请重复说一遍（请说清楚，每个物品讲 1 秒钟） "皮球""树木""国旗" 请把这 3 个物品说一遍（以第 1 次的回答记分） 请记住这 3 个物品，因为几分钟后我会再问	3分	
注意力和计算力		
请算一算 100 减去 7，然后所得的数值再减去 7，如此一直算下去，请将每减一个 7 后的结果告诉我，直到我说"停"为止 （若某一次计算错了，但下一个计算结果是对的，那么只记为一次错误） （前 5 个计算结果分别为 93、86、79、72、65）	5分	
回忆力		
请说出刚才我让您记住的那 3 个物品 "皮球""树木""国旗"	3分	
语言能力		
（出示手表）这个东西叫什么？	1分	
（出示铅笔）这个东西叫什么？	1分	
现在我要说一句话，请跟着我清楚地重复一遍："四十四只石狮子"	1分	
给您一张纸，请按照我说的去做，现在开始： "用右手拿着纸""用两只手将它对折起来""把它放在左腿上" （不要重复说明，也不要示范）	3分	
请念一念这句话（纸上写有"闭上您的眼睛"），并且按照上面的意思去做	1分	

续表

评估项目	最高分	分数
请您写一个完整的句子 请写在这里：_____ （句子必须有主语和动词，且有意义）	1分	
请照着下方的图形在下面的空白处把它画出来： （只有绘出 2 个五边形的图案，交叉处形成 1 个小四边形，才算对）	1分	
总分		
评分分析： 27~30 分：认知功能正常 21~26 分：轻度认知障碍 10~20 分：中度认知障碍 0~9 分：重度认知障碍		

表V Lovett 肌力分级

左/右	关节	是否正常	肌力
左侧	肩关节	□正常 □异常	屈肌群：□0级 □1级 □2级 □3级 □4级 □5级 伸肌群：□0级 □1级 □2级 □3级 □4级 □5级 内收肌群：□0级 □1级 □2级 □3级 □4级 □5级 外展肌群：□0级 □1级 □2级 □3级 □4级 □5级 内旋肌群：□0级 □1级 □2级 □3级 □4级 □5级 外旋肌群：□0级 □1级 □2级 □3级 □4级 □5级
	肘关节	□正常 □异常	屈肌群：□0级 □1级 □2级 □3级 □4级 □5级 伸肌群：□0级 □1级 □2级 □3级 □4级 □5级 旋前肌群：□0级 □1级 □2级 □3级 □4级 □5级 旋后肌群：□0级 □1级 □2级 □3级 □4级 □5级
	腕关节	□正常 □异常	伸腕肌群：□0级 □1级 □2级 □3级 □4级 □5级 屈腕肌群：□0级 □1级 □2级 □3级 □4级 □5级
	指间关节	□正常 □异常	指伸肌群：□0级 □1级 □2级 □3级 □4级 □5级 指屈肌群：□0级 □1级 □2级 □3级 □4级 □5级
	髋关节	□正常 □异常	前屈肌群：□0级 □1级 □2级 □3级 □4级 □5级 后伸肌群：□0级 □1级 □2级 □3级 □4级 □5级 内收肌群：□0级 □1级 □2级 □3级 □4级 □5级 外展肌群：□0级 □1级 □2级 □3级 □4级 □5级 内旋肌群：□0级 □1级 □2级 □3级 □4级 □5级 外旋肌群：□0级 □1级 □2级 □3级 □4级 □5级
	膝关节	□正常 □异常	屈肌群：□0级 □1级 □2级 □3级 □4级 □5级 伸肌群：□0级 □1级 □2级 □3级 □4级 □5级
	踝关节	□正常 □异常	背屈肌群：□0级 □1级 □2级 □3级 □4级 □5级 跖屈肌群：□0级 □1级 □2级 □3级 □4级 □5级

续表

左/右	关节	是否正常	肌力
右侧	肩关节	□正常 □异常	屈肌群：□0 级　□1 级　□2 级　□3 级　□4 级　□5 级 伸肌群：□0 级　□1 级　□2 级　□3 级　□4 级　□5 级 内收肌群：□0 级　□1 级　□2 级　□3 级　□4 级　□5 级 外展肌群：□0 级　□1 级　□2 级　□3 级　□4 级　□5 级 内旋肌群：□0 级　□1 级　□2 级　□3 级　□4 级　□5 级 外旋肌群：□0 级　□1 级　□2 级　□3 级　□4 级　□5 级
	肘关节	□正常 □异常	屈肌群：□0 级　□1 级　□2 级　□3 级　□4 级　□5 级 伸肌群：□0 级　□1 级　□2 级　□3 级　□4 级　□5 级 旋前肌群：□0 级　□1 级　□2 级　□3 级　□4 级　□5 级 旋后肌群：□0 级　□1 级　□2 级　□3 级　□4 级　□5 级
	腕关节	□正常 □异常	伸腕肌群：□0 级　□1 级　□2 级　□3 级　□4 级　□5 级 屈腕肌群：□0 级　□1 级　□2 级　□3 级　□4 级　□5 级
	指间关节	□正常 □异常	指伸肌群：□0 级　□1 级　□2 级　□3 级　□4 级　□5 级 指屈肌群：□0 级　□1 级　□2 级　□3 级　□4 级　□5 级
	髋关节	□正常 □异常	前屈肌群：□0 级　□1 级　□2 级　□3 级　□4 级　□5 级 后伸肌群：□0 级　□1 级　□2 级　□3 级　□4 级　□5 级 内收肌群：□0 级　□1 级　□2 级　□3 级　□4 级　□5 级 外展肌群：□0 级　□1 级　□2 级　□3 级　□4 级　□5 级 内旋肌群：□0 级　□1 级　□2 级　□3 级　□4 级　□5 级 外旋肌群：□0 级　□1 级　□2 级　□3 级　□4 级　□5 级
	膝关节	□正常 □异常	屈肌群：□0 级　□1 级　□2 级　□3 级　□4 级　□5 级 伸肌群：□0 级　□1 级　□2 级　□3 级　□4 级　□5 级
	踝关节	□正常 □异常	背屈肌群：□0 级　□1 级　□2 级　□3 级　□4 级　□5 级 跖屈肌群：□0 级　□1 级　□2 级　□3 级　□4 级　□5 级

备注：

0 级：无肌肉收缩

1 级：肌肉的收缩可触及，但不能引起关节活动（相当于正常肌力的 10%）

2 级：若排除重力的影响，能完成全关节活动范围的运动（相当于正常肌力的 25%）

3 级：能对抗重力完成全关节活动范围的运动，但不能对抗阻力（相当于正常肌力的 50%）

4 级：能对抗重力和轻度阻力并完成全关节活动范围的运动（相当于正常肌力的 75%）

5 级：能完全对抗重力和阻力，完成全关节活动范围的运动

表VI 运动功能评估（改良 Ashworth 分级标准）

部位			评级					
□左侧	□正常 □异常	□手腕和脚踝	□0	□1	□1 +	□2	□3	□4
		□上肢	□0	□1	□1 +	□2	□3	□4
		□下肢	□0	□1	□1 +	□2	□3	□4
		其他	□0	□1	□1 +	□2	□3	□4
□躯干	□正常 □异常	□背肌	□0	□1	□1 +	□2	□3	□4
		□腰肌	□0	□1	□1 +	□2	□3	□4
		□臀肌	□0	□1	□1 +	□2	□3	□4
		□胸肌	□0	□1	□1 +	□2	□3	□4
		□腹肌	□0	□1	□1 +	□2	□3	□4
		其他	□0	□1	□1 +	□2	□3	□4
□右侧	□正常 □异常	□上肢	□0	□1	□1 +	□2	□3	□4
		□下肢	□0	□1	□1 +	□2	□3	□4
		□手腕和脚踝	□0	□1	□1 +	□2	□3	□4
		其他	□0	□1	□1 +	□2	□3	□4

备注：

0 级：无肌张力增加，被动活动患侧肢体在整个运动范围（range of motion，ROM）内均无阻力

1 级：肌张力稍增加，被动活动患侧肢体到终末端时有轻微阻力

1^+ 级：肌张力稍增加，被动活动患侧肢体时在前 1/2ROM 的过程中有轻微"卡住"的感觉，后 1/2ROM 中有轻微阻力

2 级：肌张力轻度增加，被动活动患侧肢体在大部分 ROM 内均有阻力，但仍可以活动

3 级：肌张力中度增加，被动活动患侧肢体在整个 ROM 内均有阻力，活动比较困难

4 级：肌张力高度增加，患侧肢体僵硬，被动活动十分困难，阻力很大

表Ⅶ　平衡功能评估

项目	分级标准	评估结果
坐位平衡 （1～3 级）	被测者取端坐位，双足触地，双手置于腿上，腰背自然伸直，双眼平视前方 　　1 级平衡：静态平衡。被测者能够在无外乱或无躯体动作状态下保持端坐位 　　2 级平衡：自动动态平衡。被测者能够在无外乱状态下使重心向各个方向超过基底面（注：基底面是指人站立时两足之间的范围），并能保持平衡 　　3 级平衡：他动动态平衡。被测者能够在各个方向的外乱干扰下保持平衡	□1 级 □2 级 □3 级 □不适用 原因：_____
立位平衡 （1～3 级）	被测者取直立位，双足与肩同宽，双手自然下垂，腰背部自然伸直，双眼平视前方 　　1 级平衡：静态平衡。被测者能够在无外乱或无躯体动作状态下保持直立位 　　2 级平衡：自动动态平衡。被测者能够在无外乱状态下使重心向各个方向超过基底面（注：基底面是指人站立时两足之间的范围），并能保持平衡 　　3 级平衡：他动动态平衡。被测者能够在各个方向的外乱干扰下保持平衡	□1 级 □2 级 □3 级 □不适用 原因：_____

表Ⅷ Holden 步行功能分级

分级标准	评估结果
0 级：患者不能独立行走，需要借助轮椅或 2 人协助才能行走	□0 级
1 级：需使用双拐或需要 1 个人连续不断的搀扶才能行走及保持平衡	□1 级
	□2 级
2 级：能行走，但平衡性不佳，需 1 人在旁给予持续或间断的、接触身体的帮助，或需手杖等以保持平衡和安全	□3 级
	□4 级
3 级：能行走，但不正常或不够安全，需 1 人监护或言语指导，但不接触身体	□5 级
	□不适用
4 级：在平地上能独立行走，但上下斜坡、在不平的地面上行走或上下楼梯仍有困难，需要他人帮助或监护	原因：_____
5 级：在任何地方都能独立行走	

表IX 居家环境评估

居住在____层	是否有电梯： □是 □否	是否有坡道： □是 □否	是否有扶手： □是 □否
采光	□充足 □一般 □不足		
空气	□清新 □有异味		
湿度	□适中 □潮湿 □干燥		
温度	□适中 □偏高 □偏低		
气味	□有异味 □无异味		
卫生间	□有扶手 □无扶手 □地面不防滑 □狭窄 □门口有台阶 □公共卫生间 □使用坐便器		
床单位	□高度不适 □宽度不适 □缺床档 □不能取半卧位 □医用床 □气垫床 褥子的柔软度：□软 □硬 床垫的柔软度：□软 □硬 整洁度：□整洁 □有异物 □被褥有污损		
环境	【家具】 是否有锐角：□是 □否 是否牢固：□是 否□ 是否影响室内活动：是□ 否□ 【地面】 防滑：是□ 否□ 障碍物：□有 □无 整洁：□是 □否 【过道】 杂物堆放：有□ □无 门槛：□有 □无 其他：_____		
着装	清洁：□是 □否 合身：□是 □否 保暖：□是 □否		
起夜	□光线不够 □手持式电子照明工具 □便器不合适 □独自起夜 □辅助工具（□呼叫无效 □呼叫安全） 其他：_____		
现有辅具	1. 助行类：□助行器 □四点拐杖 □普通轮椅 □电动轮椅 2. 矫形类：□足踝矫形器 □脊柱矫形器 3. 其他类：_____ 4. 是否在用：□是 □否 是否满意：□是 □否		
辅助器具需求	□肢体障碍辅助器具 □视觉障碍辅助器具 □听力障碍辅助器具 □言语障碍辅助器具 □智力和精神障碍辅助器具		

表X　照顾者能力评估

分类	执行项目	操作状况	
		需要加强指导	佳
舒适护理	身体清洁		
	口腔清洁		
	会阴冲洗		
	洗头		
	手足护理（修剪指甲和趾甲）		
	鼻胃管护理		
	翻身摆位（含背部护理）		
进食护理	进食量适当		
	水分补充适当		
	正确执行管饲或喂食		
呼吸道护理	维持呼吸道通畅（吸痰、吸氧）		
	气管切开护理		
	评估痰液的性状		
排泄护理	维持排尿顺畅		
	维持排便顺畅（至少每2~3天解1次）		
	维持臀部皮肤完整（尿布保持干爽）		
	导尿管护理（每日至少2次，包括尿量、性状的记录）		
	人工造口护理		
伤口护理	皮肤每日检视1次		
	维持伤口清洁、无异味		
身体活动护理	对完全卧床者，正确协助其进行被动运动（每日至少2次）		
	对意识清醒且完全卧床者，正确协助其进行体位转换（每日至少2次）		
	对可下床活动者，协助其进行床旁活动（每日至少2次）